全国高等中医药院校教材配套用书

温病学
核心考点与习题

主编　宋素花　孙美灵

中国健康传媒集团
中国医药科技出版社

内容提要

本书以全国高等中医药院校教材和教学大纲为基础，由长年从事一线中医教学工作且具有丰富教学及命题经验的教师编写而成。书中将本学科考试中的重点、难点进行归纳总结，并附大量精选习题，每题均附有正确答案、易错答案提示及答案分析，将本学科知识点及易错之处加以解析，对学生重点掌握理论知识及应试技巧具有较强的指导作用。书末附有3套模拟试卷及解析，方便读者自测。本书适合中医学专业或相关专业学生在校学习、备考使用，也可作为执业医师资格考试的复习用书。

图书在版编目（CIP）数据

温病学核心考点与习题 / 宋素花，孙美灵主编 .—北京：中国医药科技出版社，2022.8

全国高等中医药院校教材配套用书

ISBN 978-7-5214-2992-3

Ⅰ.①温…　Ⅱ.①宋…　②孙…　Ⅲ.①温病学说—中医学院—教学参考资料　Ⅳ.① R254.2

中国版本图书馆 CIP 数据核字（2022）第 023703 号

美术编辑　陈君杞

版式设计　友全图文

出版　**中国健康传媒集团** | 中国医药科技出版社

地址　北京市海淀区文慧园北路甲 22 号

邮编　100082

电话　发行：010-62227427　邮购：010-62236938

网址　www.cmstp.com

规格　889×1194mm $^{1}/_{16}$

印张　8 $^{3}/_{4}$

字数　214 千字

版次　2022 年 8 月第 1 版

印次　2022 年 8 月第 1 次印刷

印刷　三河市万龙印装有限公司

经销　全国各地新华书店

书号　ISBN 978-7-5214-2992-3

定价　35.00 元

编委会

主　编

宋素花　孙美灵

编　委（按姓氏笔画排序）

刘亚娟　张义敏　张思超　展照双

编写说明

《温病学核心考点与习题》以全国高等中医药院校教材和教学大纲《温病学》为基础，将教材中的重点、难点内容进行精简提炼，帮助学生系统掌握课程的重点内容。其中，重点、难点及习题的覆盖范围与教学大纲及教材内容一致。全书编写顺序与教材章节顺序基本一致，方便学生同步学习。

本书的主要特点在于总结教材中需重点掌握的知识点和难点，并附大量习题，使学生在短时间内既能对已学知识进行复习回顾，又能熟悉题目、掌握考点，同时还可以对自己学习中的薄弱环节进行强化记忆和练习。书中覆盖了教材的全部重要知识点，题型多样，题量丰富，对需要掌握、熟悉的内容予以强化。重点、难点部分力求全面而精炼，并有所侧重；答案分析部分力求简单明了地概括知识点的学习方法和相关解题技巧，帮助学生在复习、练习的过程中及时发现自身知识的不足之处，并厘清学习和解题的思路，提示学生针对易错点进行分析、辨别，尽可能减少在考试中的失分，从而提高对知识的应用能力，增强应试能力。书后附有 3 套模拟试卷及详细的答案解析，均依据新版教材要求，将重点、难点结合经典题型编写而成，可用于备考前查缺补漏。

本书适合中医学专业或相关专业学生在校学习、备考使用，也可作为执业医师资格考试的复习用书。

编者

2022 年 3 月

目 录

上 篇

中 篇

下 篇

模拟试卷

上篇

第一章　绪论

◎ **重点** ◎

金元、明清时期刘河间、王安道、吴又可、叶天士、薛生白、吴鞠通、王孟英的代表作及主要学术思想

◎ **难点** ◎

刘河间、王安道、吴鞠通的学术思想

精选习题

扫码获取
同步习题

（一）单项选择题

1. 下列哪部著作被称为温病学的奠基之作（　　）

A.《温热论》　　B.《温疫论》　　C.《温病条辨》

D.《湿热病篇》　　E.《温热经纬》

【正确答案】A　　**【易错答案】**B

【答案分析】《温热论》创立了卫气营血辨证，奠定了温病学的理论基础，其辨证方法在临床上广泛应用。本题易错答为B，因为《温疫论》是温病学中第一部传染病专著，学生容易把两个第一部著作混淆。因此答题时要看清楚问的是第一部传染病专著还是奠基之作。

2. “始能脱却伤寒，辨证温病”的医家是（　　）

A. 王安道　　B. 雷丰　　C. 柳宝诒

D. 刘河间　　E. 杨栗山

【正确答案】A　　**【易错答案】**D

【答案分析】元末明初医家王安道提出清里表自解的治法，突破了刘河间表里双解观点，对于温病的治疗敢于清泄里热，被吴鞠通称为“始能脱却伤寒，辨证温病”的医家。本题容易错答为D，刘河间虽为开创温病先河之人，又是寒凉派代表人物，但未完全脱离伤寒。雷丰、柳宝诒、杨栗山主要是针对时病、伏气温病、疫病有所发挥，三人都属于清代。

3. 在医学发展史上，我国第一部传染病学专著是（　　）

A.《温热经纬》　　B.《温疫论》　　C.《温病条辨》

D.《时病论》　　E.《湿热病篇》

【正确答案】B　　　　【易错答案】C、D

【答案分析】《温疫论》是温病学中，也是中国第一部论述有关传染病的专著，为吴又可所著。该书提出戾气的发病原因，影响较大。本题易错答为C或D。《温病条辨》是温病学中第一部理法方药具备的专著，而《时病论》因为有“时病”二字，容易误解为传染病专著。《温热经纬》是一部优秀的温病学文献荟萃专著，《湿热病篇》是清代薛生白论述湿热病的专著。

（二）多选题

下列属于清代温病学家的有（　　）

A. 吴又可　　B. 叶天士　　C. 陈平伯

D. 薛生白　　E. 王孟英

【正确答案】BCDE　　　　【易错答案】A

【答案分析】答此类题时，可以用排除法。A答案，吴又可是明代温病医学家可以排除，其他四位全是清代温病医学家。清代著名四大医家人们习惯以姓氏即叶薛吴王称谓，此中的“吴”是吴鞠通，非吴又可。陈平伯是清代温病重要医家，著有《外感温病篇》一书。

（三）填空题

1. 第一部详细论述湿热病的专著是________。

【正确答案】《湿热病篇》　　　　【易错答案】《温热论》

【答案分析】填空题比较难，考点主要来源于教学大纲中掌握的内容，既有熟记的知识，也有背诵的内容。本题若只考虑第一部热病专著，把题干中的“湿热病”当为“温热病”，易错答为《温热论》。填空题要求所填内容的字、词、句要完整，如本题答案中书名号不能省。

2. 提出戾气病因学说的医家是________。

【正确答案】吴又可　　　　【易错答案】《温疫论》

【答案分析】戾气病因学说提出者见于吴又可《温疫论》，此处不可填写《温疫论》，因为要求填写的是医家，审题需仔细，应填写吴又可或吴有性。吴又可、《温疫论》、戾气学说、第一部传染病专著，此四者为常考内容，学习时要领会贯通。

（四）简答题

写出明清著名五位温病学家及代表著作。

【正确答案】明代：吴又可，代表著作《温疫论》。清代：叶天士，代表著作《温热论》。清代：薛生白，代表著作《湿热病篇》。清代：吴鞠通，代表著作《温病条辨》。清代：王孟英，代表著作《温热经纬》。

【易错答案】只写清代忘了明代；医家和代表作不符合。

【答案分析】简答题即是简要回答，基本上问什么答什么。本题是要回答明和清两个朝代的五位温病学家，既要写出朝代，还要写出名字，最后还要写出代表著作。代表著作一般要求是代表温病学术水平的，不可写其他内容。清代温病学家较多，题中若没有特殊要求，写出清代其他医家及代表作也可，如杨栗山的《伤寒瘟疫条辨》、雷丰的《时病论》、柳宝诒的《温热逢源》等。

第二章　温病概念

◎ **重点** ◎

掌握温病的特点，尤其是有特异的致病因素温邪、温病的季节性、病程发展的阶段性。掌握温病的分类及命名；掌握温病、广义伤寒、温疫、温毒的概念

◎ **难点** ◎

伏气温病和新感温病的概念，温病与伤寒、温病与温疫、温病与温毒的关系

扫码获取
同步习题

精选习题

（一）单项选择题

1. 下列哪种疾病属于湿热性质的温病（　　）

A. 风温　　B. 暑温　　C. 春温

D. 湿温　　E. 秋燥

【正确答案】D　　【易错答案】B

【答案分析】温病从病证性质，可分夹湿的湿热性疾病及不夹湿的温热性疾病。本题可直接找出D答案湿温，因为有“湿”字，故答案D正确。也可用排除法，ABCE答案皆为温热类温病，可以排除非正确答案。暑温夹湿属于湿热类温病，备选答案中未出现。暑温病变过程中，有夹湿和不夹湿之分，故本题容易错答为B。

2. 根据发病季节命名的疾病是（　　）

A. 风温　　B. 春温　　C. 暑温

D. 伏暑　　E. 秋燥

【正确答案】B　　【易错答案】E

【答案分析】温病的命名原则比较特殊，也是考点内容。本题所给答案中有两个病名前与季节有关，一是答案B春温，一是答案E秋燥。但秋燥是季节和四时主气同时命名的一种病。也可用排除法判断答案：风温、暑温前面都有“风”“暑”字眼，显然是以四时主气命名。伏暑是以临床特点命名，即暑伏之意，夏天暑邪藏在人体，到了秋冬再发，属于伏气温病。

3. 下列哪项不是对新感温病的描述（　　）

A. 感邪后立即发病

B. 初起病邪在表，由浅到深传变

C. 初起治疗以解表透邪为主

D. 暑温初起，无卫分证，故本病不属于新感温病

E. 风温、秋燥病都属于新感温病

【正确答案】D　　【易错答案】C

【答案分析】此题考的是新感温病的概念及特点。暑温病是感受夏日时令之邪即时而发，符合新感温病的特点，初起应有卫分证，但因为暑热太盛，传变也较快，一起病往往即入阳明，卫分证表现不出来，虽然初起表现没有卫分证，仍然属于新感温病。答案C讲的新感温病的治法，虽然表述内容上与其他三个答案有别，但所说内容正确，故不选C答案。

4. 根据临床特点命名的疾病是（　　）

A. 大头瘟　　B. 春温　　C. 冬温

D. 风温　　E. 温疫

【正确答案】A　　【易错答案】E

【答案分析】根据临床特点命名也就是根据临床表现命名。答案A大头瘟，临床表现就是头大的瘟病，所以A正确。再如烂喉痧就是咽喉糜烂，皮肤上有出血点，也是根据临床特点命名的。春温、冬温有季节的“春、冬”二字，属于季节命名原则。答案D有六淫“风”字在前，故属于四时主气命名。温疫是按照流行情况来命名，容易错答为E。

（二）多项选择题

1. 温病的发病类型可概括为（　　）

A. 新感类　　B. 温热类　　C. 伏邪类

D. 湿热类　　E. 新感引动伏邪类

【正确答案】AC　　【易错答案】ABCD

【答案分析】本题易错选为ABCD答案。BD答案温热类、湿热类属于温病分类的方法，是按夹湿、不夹湿分的两大类疾病，与题干所问内容不符。E答案属于干扰答案，温病中也未有此说法。

2. 温病命名的依据是（　　）

A. 发病季节　　B. 病情轻重　　C. 发病季节与四时主气结合

D. 临床证候特点　　E. 流行情况

【正确答案】ACDE　　【易错答案】ABCDE

【答案分析】此题考点为对温病的五种命名方式。答案A是季节原则，答案C是季节与主气结合原则；答案D是临床特点原则；答案E是根据流行情况原则。答案B显然与其他答案不符，以病情轻重作为命名原则，甚不合理，故可排除。

3. 属于新感温病的疾病有（　　）

A. 春温　　B. 暑温　　C. 伏暑

D. 风温　　E. 大头瘟

【正确答案】BDE　　　　　　　【易错答案】DE

【答案分析】答案A春温、答案C伏暑属于伏气温病，可用排除法，余下的为新感温病。风温属新感温病无疑，暑温因为初起无明显卫表证，往往误把此病归属于伏气温病，易导致答题错误。大头瘟发于春冬，为感受时令风热时毒所致，初起也有卫表证，属于新感温病。

（三）名词解释

1. 温疫

【正确答案】温疫是指具有温热性质及强烈传染性，并能引起流行的一类疾病。

【易错答案】温疫是指具有温热性质及强烈传染性，并能引起流行的一类致病因素。

【答案分析】名词解释一般为2分。所给出的正确答案在评分上一般根据两层内容判断，一层内容1分。答出“温热性质”给1分，写出“强烈传染性，并能引起流行”给1分。最容易出错的地方是最后的宾语，本来温疫是一类疾病，最后把它说成是一类致病因素，就成了戾气的概念了，答题时一定细心。

2. 新感温病

【正确答案】新感温病是指感受时令病邪后即时而发的温病。

【易错答案】内容中少时令病邪或即时发病。

【答案分析】温病根据初起有无表里，或感受时令之邪是否即时发病，分为新感温病和伏气温病。这两个概念，理解了一个，另一个就很容易记住，因为叙述方式正好相反。答题时要注意“时令病邪”“即时而发”八个字。

3. 广义伤寒

【正确答案】广义伤寒是一切外感热病的总称，既有风寒性质的，也有温热性质的。

【易错答案】广义伤寒是感受寒邪发病的疾病。

【答案分析】答题时要注意“广义”二字，如果答成伤寒是一切外感热病的总称，是不妥的，更不能说温病是一切外感热病的总称。

4. 温病

【正确答案】温病是因感受温邪，以热象较著、化燥伤阴为病机特点，临床以发热为主症的一类急性外感热病。

【易错答案】内容少温邪病因或发热主症。

【答案分析】中医对一个疾病定义时往往离不开五个方面的内容：病因、病机、部位、症状、特征，即因、机、位、症、征。温病定义体现了四个方面，因为温病部位是全身的，不同的温邪可能导致不同的病位，所以在温病定义中没有提及疾病部位。温病的特征是外感热病。记住了这五个方面内容，对于中医疾病的定义就容易理解了。

5. 温毒

【正确答案】温毒，一指病名，是指因感受时毒病邪引起的一类具有独特临床表现的急性外感热病，即温毒疾患；一指病因，是具有温热性质且局部有肿毒特征的一类温邪，即时毒病邪。

【易错答案】温毒即温热毒邪，能引起局部有红肿热痛甚至溃烂表现的温病。

【答案分析】温毒，这一名词有两个概念，一是指病因的温热毒邪；一是指温毒病种。回答应该全面，仅回答某一方面是不完整的。

（四）填空题

1. 温病病程发展具有一定的________。

【正确答案】阶段性　　　　　　　　【易错答案】规律性

【答案分析】“温病病程发展”指的是温病病理发展，具备卫气营血或三焦病机发展的规律或阶段性。不可填写“规律性”，因规律性所含意义太广。温病发展的阶段性是区别于内伤杂病的重要标志之一。

2. 温病的发生往往与季节有密切的关系，故有________之称。

【正确答案】四时温病　　　　　　　【易错答案】季节性

【答案分析】温邪具有季节性特点，因而导致的温病也具有季节性，故温病称为四时温病。春夏秋冬某个季节，某种病发病率较高，此为温病的季节性特点。如春天多风温，夏天多暑温，长夏多湿温，秋天多秋燥等。

（五）判断对错题

1. 传染性是温病的基本特征。

【正确答案】错

【答案分析】传染性是指大多数温病病种而言，也有少数温病并不具有传染性，因此，不能以是否传染来判断是不是温病的基本特征，温病的基本特征是发热。

2. 温病之所以不同于其他疾病而成为一类独特的疾病，其根本原因就是因为它有特异的致病因素。

【正确答案】对

【答案分析】温病的特异致病因素是温邪，即性质属热的邪气，温邪首先见于叶天士《温热论》。温邪的致病特点决定了其不同于伤寒疾病、不同于内伤疾病。因此，温病的诸多特点中，特异的致病因素温邪是其最重要的特点。

（六）问答题

温热类温病与湿热类温病有何不同?

【正确答案】（1）在病因上：温热类温病是由不兼湿的温热病邪所引起，湿热类温病是由湿热病邪所引起。（2）在病势上：温热病多起病急骤，传变较快；湿热病多起病较缓，传变较慢，缠绵难解。（3）在脉症上：温热病以纯热无湿、热重阴伤为主要特点，一般发热较高，极易伤津耗液，病程中温热之邪易陷营血，出现热闭心包，热盛动血、动风等危重证候，后期多见肺胃阴伤、真阴耗损、阴虚动风乃至阴竭阳脱证。（4）湿热温病以有湿有热，湿遏清阳，郁阻气机为主要特点，一般初起热势不重，呈现身热不扬特点，病程发展出现但热不寒。容易遏伤阳气，病程中每留恋气分，以脾胃为中心，多三焦症状并见，易酿痰浊蒙蔽清窍，后期多湿化伤阳，亦可化热伤阴。（5）在治疗上，温热病以清热救阴为基本治则；湿热病以化湿清热，宣畅气机为基本治则。

【易错答案】内容中容易缺失病势、治疗等内容。

【答案分析】病与病的鉴别要注意从病因、病机、部位、症状、特征五个方面回答。另外，温热、湿热一字之差，反映了阴阳的两个方面，答此类题时，要对应书写内容。

第三章　温病病因与发病

◎ **重点** ◎

风热、暑热、湿热、燥热邪气的致病特点及疠气、新感温病、伏邪温病的概念

◎ **难点** ◎

风热病邪与燥热病邪致病特点的区别；新感温病与伏邪温病的区别

精选习题

扫码获取同步习题

（一）单选题

1. 下列哪项不是湿热病邪的致病特点（　　）

A. 初起多热象不显　　B. 易困阻清阳　　C. 缠绵难解

D. 易伤肺胃之阴　　E. 以脾胃为病变中心

【正确答案】D　　【易错答案】B

【答案分析】湿为阴邪，热为阳邪，湿热相合的湿热病邪具有“半阴半阳”的特性，所以在其病变过程中既可伤阴亦可伤阳。但在病变之初，以湿邪特性为其突出表现，多见身热不扬、恶寒、头身困重等卫阳受困表现，故选项B是湿热病邪的致病特点。风热病邪易伤肺胃之阴。

2. 下列温病中不属于新感温病的是（　　）

A. 风温　　B. 伏暑　　C. 暑温

D. 湿温　　E. 秋燥

【正确答案】B　　【易错答案】C

【答案分析】伏暑病是夏季感受暑热或暑湿病邪，邪气伏而后发至秋末冬初而发病，所以伏暑病为伏气温病。因为伏气温病发病之初即表现为里热炽盛证候，而暑温病发于阳明，起病即为阳明里热炽盛，易误认为伏气温病，故易误选为C。

3. 燥热病邪致病有别于其他温邪的基本特点是（　　）

A. 多发生在秋季　　B. 从口鼻上受　　C. 以肺经为病变中心

D. 病起即见鼻唇咽等明显津液干燥征象　　E. 多损伤脾胃

【正确答案】D　　【易错答案】A

【答案分析】燥热病邪具有干燥之性，加上热盛则伤津，所以燥热病邪易伤人体阴津，病变

初起即见口鼻唇咽等明显津液干燥征象。燥热病邪与风热病邪均可出现从口鼻上受，以肺经为病变中心等特点；湿热病邪多损伤脾胃。而燥热病邪致病多发生于秋季非独燥热所见，风热病邪等亦可出现。故正确答案为D。

4. 以局部红肿热痛及溃烂为主要表现的温病，其病因是（　　）

A. 时毒病邪　　B. 暑热病邪　　C. 湿热病邪

D. 燥热病邪　　E. 疫疠病邪

【正确答案】A　　【易错答案】E

【答案分析】温邪中时毒病邪致病具有局部红肿热痛甚至溃烂的表现，若将疫疠病邪与时毒病邪的致病特点相混，则会误选E。

5. 暑热病邪的致病特点，下列哪种提法欠妥（　　）

A. 致病有着严格的季节性　　B. 先入阳明气分　　C. 必夹湿邪为病

D. 易伤津耗气　　E. 易闭窍动风

【正确答案】C　　【易错答案】A

【答案分析】《素问·热论》提到“先夏至日者为病温，后夏至日者为病暑”，强调了暑病有着严格的、明显的季节性，只有夏至到立秋这段时间才存在暑邪。夏季气候炎热且降雨量较多，天暑下迫，地湿上腾，暑邪容易兼夹湿邪但并非暑必夹湿。从临床上看，暑邪致病可以兼夹湿邪，也可以不兼夹湿邪。暑热病邪致病初起多先入阳明气分，易伤津耗气以及闭窍动风。故正确答案为C。

6. 先犯上焦肺卫，又易逆传心包的温邪是（　　）

A. 风热病邪　　B. 暑热病邪　　C. 湿热病邪

D. 燥热病邪　　E. 时毒病邪

【正确答案】A　　【易错答案】D

【答案分析】叶天士讲“温邪上受，首先犯肺，逆传心包”，其所描述的温邪主要指风热病邪。因为风与热都是阳邪，它们的特点是上行、发散、疏泄，所以容易使腠理开泄而发病。肺为华盖，位居五脏六腑的最上部，所以风热病邪“上受”必然首先侵犯肺系，而肺系第一层就是卫分。由于风邪“善行数变”而温邪“热变最速”，故风热病邪入侵人体变化较快，少数患者在邪犯肺卫后未传阳明而直接传入心包，即“逆传心包”。故正确答案为A。因为燥热病邪从口鼻而入，且燥为秋令主气，肺属燥金，同气相从，所以燥热病邪初起先犯肺卫，与风热病邪相同，故本题容易误选D。

7. 新感温病与伏邪温病鉴别的依据是（　　）

A. 发病初起是否有里证

B. 发病初起是否有表证

C. 发病初起表证的性质属寒属热

D. 发病初起证候表现与时令主气致病特点是否一致

E. 治疗方法

【正确答案】D　　　　　　【易错答案】A或B

【答案分析】一般情况下新感温病初起多表证，感邪即发；伏气温病初起多里热证，感邪伏而后发。但是单纯从发病初起见表证或里证来区别新感、伏气温病是不恰当的，因为亦有新感温病比如暑温病发病初起即见阳明里热证。所以选项A或B都不正确，区分新感与伏气温病的关键依据为该病发病初起证候表现与时令主气致病特点是否一致，相一致的为新感，不相一致则为伏气温病。

（二）多项选择题

1. 暑热病邪致病特点有（　　）

A. 最易伤肺胃之阴　　B. 易于兼夹湿邪　　C. 易于耗气伤津

D. 变化迅速，易逆传心包　　E. 先入阳明气分

【正确答案】BCE　　　　　　【易错答案】A或D

【答案分析】暑为热之极，致病力强，且夏季气候炎热，人体的腠理疏松，门户大开，故夏季感受暑热病邪易越过表层而直接入里出现阳明里热证；暑为阳邪，热势极盛，故暑热病邪侵犯人体后易耗气伤津；夏季炎热且降雨量多，天暑下迫，地湿上腾，故暑热病邪易兼夹湿邪，所以正确答案为BCE。选项AD均为风热病邪的致病特点。

2. 湿热病邪的致病特点有（　　）

A. 首先犯肺　　B. 易伤脾胃　　C. 传变较慢，病势缠绵

D. 易困阳气，阻气机　　E. 易闭窍动风

【正确答案】BCD　　　　　　【易错答案】A或E

【答案分析】湿热病邪从外感受，多与饮食有关，所以其病邪多数是直接犯于脾胃；因湿为重浊阴邪，所以具有闭阻清阳、阻遏气机运行之性；湿为阴邪，热为阳邪，清热有碍祛湿，祛湿偏燥亦可有碍清热，二者相互矛盾，治疗互相牵制，因此病势缠绵，病程较长；湿热裹结，湿邪黏滞，湿热缠绵交蒸于中焦，蒙上流下，弥漫三焦，流连气分不解，时间较长，相对而言传变较慢，变化较少。故本题正确答案为BCD。风热病邪首先犯肺，而暑热病邪易闭窍动风，故选A或E均为错误。

3. 风热病邪致病特点有（　　）

A. 先犯肺卫　　B. 易逆传心包　　C. 易于化燥而伤肺胃之阴

D. 易伤肝肾真阴　　E. 易出疹

【正确答案】ABCE　　　　　　【易错答案】D

【答案分析】因为风与热都是阳邪，它们的特点是上行、发散、疏泄，所以容易使腠理开泄而发病。肺为华盖，位居五脏六腑的最上部，所以风热病邪“上受”必然首先侵犯肺系，而肺系第一层就是卫分。由于风邪“善行数变”而温邪“热变最速”，故风热病邪入侵人体变化较快，少数患者在邪犯肺卫后未传阳明而直接传入心包，即“逆传心包”；风与热俱属阳邪，故风热

病邪易化燥伤阴。风热病邪致病以肺经病变为主，肺经热邪易内窜营分而致肌肤发疹。故正确答案为 ABCE，风热病邪虽易伤阴，但病变后期多伤肺胃之阴，而伏寒化温的温热病邪致病易伤肝肾之阴，所以选项 D 为错误答案。

4. 燥热病邪的致病特点有（　　）

A. 病位以肺为中心　　B. 易致肝肾阴伤　　C. 病初即有津液耗伤

D. 病势缠绵　　E. 多从皮毛而入

【正确答案】AC　　【易错答案】B 或 E

【答案分析】燥热病邪从口鼻而人，燥为秋令主气，肺属燥金，同气相从，所以先犯于肺，以肺为病变中心；燥热病邪具干燥之性，加上热盛则伤津，所以燥热病邪易伤人体阴津，由于其病位在肺，所以特别容易耗伤肺胃之阴液，极少出现肝肾阴伤；燥热病邪所致的秋燥病一般病程较短。故正确答案为 AC。

5. 与温病发生有关的因素是（　　）

A. 感受温邪　　B. 正气盛衰　　C. 气候异常

D. 性别差异　　E. 社会因素

【正确答案】ABCE　　【易错答案】D

【答案分析】影响温病发生及流行的因素是多方面的，除感受温邪外，也与内因即易感体质、自然、社会因素等有关。

6. 温邪所具有的主要特点是（　　）

A. 性质属热　　B. 从外感受　　C. 致病迅速

D. 季节相关　　E. 病位有别

【正确答案】ABCDE　　【易错答案】漏选 E

【答案分析】不同的温邪各有不同的主要病变部位，如风热病邪和燥热病邪侵犯的部位主要在肺，暑热病邪初发的主要部位在阳明，湿热病邪多犯中焦脾胃。所以选项 E 病位有别是正确选项。

7. 下列属于新感温病的有（　　）

A. 风温　　B. 春温　　C. 暑温

D. 伏暑　　E. 秋燥

【正确答案】ACE　　【易错答案】漏选 C

【答案分析】新感温病初起多见表证，伏气温病初起多见里热炽盛。暑热病邪侵犯人体所致的暑温病初起即见阳明里热证，因为暑为热之极，致病力强，且夏季气候炎热，人体的腠理疏松，门户大开，故夏季感受暑热病邪易越过表层而直接入里出现阳明里热证。因为暑温病初起的临床证候与时令邪气暑热病邪的致病特点相一致，故暑温病属于新感温病。

8. 下列哪些是新感温病的特点（　　）

A. 感邪后立即发作

B. 初起即见里热证，如无外感引发，则无表证

C. 初起证候均有时令之邪的致病特点

D. 初起以清里热为主

E. 初起必见表热证

【正确答案】AC　　　　　　【易错答案】E

【答案分析】新感温病即感受外邪当时立即发病的一类温病，初起证候均有时令之邪的致病特点，一般初起为表证，但暑温病非是。故选 E 即为错误。

（三）填空题

1. 具有攻窜流走，蕴结壅滞特点的致病邪气是__________。

【正确答案】时毒病邪　　　　　　【易错答案】疫疠病邪

【答案分析】本章介绍的温邪种类有七种，其中疫疠病邪与时毒病邪比较特殊，时毒病邪在火热之性基础上，具有攻窜流走、蕴结壅滞的特点。

2. 影响温病发生的因素有__________、__________、__________、__________。

【正确答案】感受外邪　体质因素　自然因素　社会因素

【易错答案】漏答感受外邪。

【答案分析】影响温病发生及流行的因素是多方面的，感受外邪是其主要因素。此外，还与体质、自然、社会因素密切相关。

（四）名词解释

疠气

【正确答案】致病暴戾，具有强烈传染性，并能引起播散、流行的一类致病因素。

【易错答案】回答不完整，且将“一类”致病因素写成“一种”致病因素。

【答案分析】疠气即疫疠病邪，是具有强烈传染性这一共同特点的多种致病因素的统称，所以回答成一种致病因素是错误的。

（五）判断对错题

1. 湿热邪气既可伤阴，又可伤阳。

【正确答案】对

【答案分析】湿为阴邪，热为阳邪，故湿热病邪为“半阴半阳”邪气；在湿热性疾病病变过程中，湿热病邪既可从阴化寒，亦可从阳化热，故既可伤阴又可伤阳，与一般温病后期以阴伤为主的特征不同。

2. 风热、燥热之邪均可犯肺出现咳嗽等症。

【正确答案】对

【答案分析】肺为华盖，位居五脏六腑的最上部，所以风热病邪“上受”必然首先侵犯肺系；燥热病邪从口鼻而入，燥为秋令主气，肺属燥金，同气相从，所以亦先犯肺。故风热、燥热之邪均可犯肺出现咳嗽等症是正确的。

（六）简答题

1. 风热病邪与燥热病邪致病特点有何异同？

【正确答案】（1）相同点：二者均以肺胃为中心；初起均出现肺卫见证。（2）不同点：发病季节上：燥热病邪多发于秋季，风热之邪主要发生于冬春。临床证候：燥伤肺卫证必伴有津液损伤见证；风热病邪每易出现"逆传心包"的病理变化；燥热病邪病势轻浅，以肺为病变中心。

【易错答案】审题不够仔细，只回答了其不同点，未回答二者的相同点。

【答案分析】应该从发病季节、病变中心、初起证候等方面对二者进行鉴别。

2. 什么叫伏寒化温病邪？其主要致病特点是什么？

【正确答案】（1）伏寒化温病邪即温热病邪，是能引起在春季发病，病初即以里热炽盛为主要特点的温病的病邪。（2）主要致病特点是：邪自里发，病初即见里热证；病情复杂多变，易闭窍、动风、动血；易耗伤阴液，后期多伤肝肾阴液。

【易错答案】要点回答不全面。

【答案分析】伏寒化温病邪是指冬季感受寒邪，当时不发病，寒邪伏藏在体内，郁而化热形成温热病邪，到来年春天发为春温病。由于其为典型的伏气温病，邪自里发，病初即见里热证；邪气在人体内潜藏时间久，所以对人体伤害严重，病情复杂，易闭窍、动风、动血；易耗伤阴液，后期多伤肝肾阴液。

3. 温病发病因素有哪些？

【正确答案】（1）温邪的侵入。（2）体内正气不足，抗病能力低下。（3）与自然气候变化有关。（4）与社会因素有关。

【易错答案】遗漏第（1）点。

【答案分析】教材中讲授温病的发病因素列举了三个方面，即体质、自然、社会因素。个别学生学习时不够仔细，因为在教材列举上述三个因素前，提到除了感受温邪外的相关发病因素，还与自然因素、社会因素密切相关，感受温邪是主要因素。

4. 时毒病邪致病特点是什么？

【正确答案】（1）有温邪致病的一般见症。（2）有局部红肿热痛，甚或溃烂，具有独特的肿毒表现。

【易错答案】局部红肿热痛，甚或溃烂。

【答案分析】温热毒邪是温邪中的一类，要具有温邪的共性，即最基本的温热之性，在此基础上又有局部红肿热痛的表现。

5. 什么叫疠气？疠气的致病特点是什么？

【正确答案】（1）疠气是指致病暴戾，具有强烈传染性，并能引起播散、流行的一类致病因素。（2）致病特点：其性暴戾，致病力强，触之即病，且发病急剧，病情变化异常快，病势危重，死亡率高。具有强烈的传染性，易流行。对不同的动物种属有一定的选择性。

【易错答案】第（1）点疠气的概念回答不准确，回答成具有强烈传染性的一种致病因素。

【答案分析】疠气是指具有强烈传染性，并能引起播散、流行的一类致病因素。其形成条件有差异，致病有差异，是一类致病因素而非一种。

6. 湿热病邪为什么易犯中焦脾胃？

【正确答案】（1）根据五行理论脾胃属土，湿亦属土，同气相求。（2）湿热病邪大多通过饮食而犯人，饮食是直接进入脾胃的，所以湿热病邪好犯脾胃而以脾胃为病变中心。（3）平素脾胃湿盛者，更易感受湿热病邪而发病，这种发病特点，又称为里湿与外湿“内外合邪”。（4）湿温病变过程中有明显的脾胃症状。

【易错答案】经常出错的点是遗漏（1）和（3）。

【答案分析】答题要点中的第（3）方面最应引起重视。因为湿热病邪发病较之其他温邪，人体内因更加重要，平素脾湿内蕴的患者更易招致外来湿邪的入侵。温病学家吴鞠通、薛生白、叶天士均对此作过精辟的论述，如“内不能运化水谷之湿，外复感时令之湿”（吴鞠通）；“太阴内伤，湿饮停聚，客邪再至，内外相引，故病湿热”（薛生白）；“又有酒客里湿素盛，外邪入里，里湿为合”（叶天士）。

7. 为什么湿热病邪有传变较慢、病势缠绵的致病特点？

【正确答案】（1）湿为重浊阴邪，其性黏腻滞，故起病较缓，传变也较慢。（2）湿与热相合，如油入面而胶着，难分难解，氤氲难化；治疗时徒清热则有碍祛湿，徒祛湿则有碍清热，互相牵制，故病程较长，病势缠绵。

【易错答案】回答不全面。

【答案分析】由于湿热病邪既有属阴的湿邪，又有属阳的热邪，所以其致病特点比较特殊，既有湿邪为患的表现又有热邪为患的表现，互相影响牵制。

8. 为什么风热病邪多先犯上焦肺卫，病程中容易出现“逆传心包”？

【正确答案】（1）肺为五脏六腑之华盖，其位最高，风热病邪具有升散、疏泄的特性，大多自上而受，首犯肺卫。（2）肺主气司呼吸，属卫而外合皮毛，风热之邪致病多从口鼻而入。（3）风热致病来势较急，变化迅速，且心肺同居上焦，故风热致病容易“逆传心包”。

【易错答案】要点回答不全面。尤其是第（3）点经常出错，为本题的难点。

【答案分析】风热病邪致病后易出现“逆传心包”的机制，学习时要重点去理解。风、热均为阳邪，阳邪主动，因风邪“善行数变”，温邪又具有“热变最速”的特性，故风热病邪入侵人体，变化较快。初起时侵袭肺卫，若正气未至大虚，抗邪有力，并治疗得当，病邪不能逆传内陷，则消退也较快。其中少数病例也会迅速发生“逆传心包”，出现神昏等险恶之证。

第四章　温病辨证

◎ **重点** ◎

卫气营血辨证、三焦辨证的证候病机及辨证要点

◎ **难点** ◎

营分辨证、上焦心包辨证

精选习题

扫码获取
同步习题

（一）单项选择题

1. 创立三焦辨证论治体系的医家是（　　）

A. 吴又可　　B. 叶天士　　C. 吴鞠通

D. 王孟英　　E. 以上都不是

【正确答案】C　　【易错答案】B

【答案分析】三焦辨证、吴鞠通、《温病条辨》三方面的内容为温病学重要考试点，三者记忆时需整体联系。卫气营血辨证方法是由叶天士创立的，容易错选为答案B。卫气营血辨证及三焦辨证两个辨证方法的提出，标志着温病理论体系的形成。

2. 温病卫分证的辨证要点是（　　）

A. 发热，微恶寒，口微渴

B. 发热而渴，不恶寒

C. 发热，咳嗽，口渴甚

D. 发热轻恶寒重，头痛无汗，脉浮紧

E. 寒热头痛，呕恶不食，舌红，脉浮数

【正确答案】A　　【易错答案】D

【答案分析】此题考的是辨证要点而不是温病卫分证的所有表现。卫分证是温邪侵入人体初起的一个证候类型，发热恶寒同时存在是卫分证的基本发热热型，所以凡是有不恶寒内容者，说明为里证，不是卫分证的特点，故答案B、C可以排除。E答案有舌红、呕恶不食，虽有寒热，属于里证。A答案及D答案中，都是表证，但D答案是属于寒邪束表。

3. 下列说明营分病变的诸项中，欠妥的是（　　）

A. 口干但不甚渴饮　　B. 身热　　C. 斑疹隐隐
D. 舌质红绛　　E. 心烦谵语

【正确答案】B　　【易错答案】E

【答案分析】营分证是营热阴伤，扰神窜络证，营分有热且有阴伤，是一种虚实夹杂证。营分证虚主要是阴液亏损比较明显，故其发热特点为身热夜甚，B答案只写身热，不能表明营分证候发热热型。如果不了解营分证的基本病理，本题容易错答为E，因为有较严重的谵语表现。营分有阴伤及热邪窜络病理，故口干、斑疹隐隐、舌质红绛都是正确答案。

4. 下列何证属于温病发展过程中正盛邪实，剧烈交争的极期阶段（　　）

A. 邪袭肺卫证　　B. 肝肾阴伤证　　C. 阳明热炽证
D. 热灼营阴证　　E. 热陷心包证

【正确答案】C　　【易错答案】A

【答案分析】温邪袭人，由表及里，由卫及气，人体正气与邪气表现为抗争阶段。卫分证正邪存在着抗争，但还没有调动全身的正气，营血分证因为有阴伤及血亏的表现，人体正气开始减弱，因而，只有答案C阳明热炽证的气分证为正邪抗争最剧烈，此时人体已调动全身正气与邪气抗争，故气分证也是治疗疾病的关键。肝肾阴伤及热灼营阴属于虚证或虚实夹杂证，人体正气已虚。热陷心包虽属热证，但仍有明显阴伤，仍不属于正邪剧烈抗争的阶段。

5. 血分证和营分证的主要鉴别点是（　　）

A. 身热躁扰　　B. 昏狂谵妄　　C. 斑疹隐隐
D. 吐血衄血　　E. 脉细数

【正确答案】D　　【易错答案】C

【答案分析】营血都在血管内，营为血之浅层，营为血的成分。当热邪进入营分时，往往会波及血分，表现为斑疹隐隐，热邪进入深层血分后，容易出现吐血衄血，故区别营分与血分证的关键症状是D答案吐血衄血，答案C易错答。至于身热躁扰、昏狂谵妄、脉细数的表现，皆为营血分有热扰神伤阴的共同病理改变。

6. 温病邪在气分时不涉及（　　）

A. 手太阴肺　　B. 足阳明胃　　C. 足少阴肾
D. 足太阴脾　　E. 手阳明大肠

【正确答案】C　　【易错答案】E

【答案分析】温病气分证范围很广，涉及的脏腑也很多，上、中、下三焦脏腑均可有气分病变。答案C足少阴肾属下焦脏，病变属营血分，因此足少阴肾都是疾病后期温邪伤及人体阴液后出现的病理改变，人体正气严重不足，属虚证，因此C是正确答案。手太阴肺属上焦证，既可表现为卫分证，也有气分证。答案B、D属中焦证，所有的中焦证都属于气分证。E答案容易选错，因为大肠部位居下，误当作下焦证。其实虽部位在下，手阳明大肠仍属于气分证。

7. 关于影响卫气营血传变的因素，影响力比较小的是（　　）

A. 感受病邪的性质不同　　B. 感受温邪的毒力大小　　C. 感邪的途径不同
D. 治疗是否及时恰当　　E. 不同类型的体质

【正确答案】C　　【易错答案】E

【答案分析】影响卫气营血传变的因素较多。如风热、暑热为感受病邪的性质不同，侵入人体后既可出现较轻的肺卫证，也可出现较重的逆传心包证及暑入心包证。感受温邪的毒力大小、治疗是否恰当及不同类型的体质皆属于影响温病发生传变的因素。感邪的途径对卫气营血传变影响较小，故选此项。本题容易错答为E，其实了解了中医“正气存内，邪不可干”的发病观，就不会选错E答案了。

8. 按三焦辨证，病在足少阴的病机主要是（　　）

A. 邪热壅肺，肺气闭郁　　B. 水不涵木，虚风内动　　C. 热盛动血，心神扰乱
D. 热灼营阴，心神被扰　　E. 邪热久羁，耗损肾阴

【正确答案】E　　【易错答案】B

【答案分析】足少阴指的是足少阴肾，属下焦辨证，显然E答案正确。下焦辨证除了足少阴肾之外，还有足厥阴肝经，即B答案水不涵木，虚风内动。本题易错答为B，原因即在于此。邪热壅肺，肺气闭郁属于手太阴肺经病变，D答案为热入营分证，C答案为热入血分证。本题只要仔细审题，认清“足少阴”三字，结合中基经络配脏腑理论，很容易选出正确答案。

9. 身热不甚，口干咽燥，神倦耳聋，手足心热甚于手足背，舌红绛而干，其证候是（　　）

A. 肺胃阴伤证　　B. 肾精耗损证　　C. 热伤心肾证
D. 燥干清窍证　　E. 阴虚火炽证

【正确答案】B　　【易错答案】E

【答案分析】本题考点仍是三焦辨证下焦肾的内容。温病后期，热邪久羁，肾阴耗损，会出现一系列阴虚火旺症状，如手足心热甚于手足背、口干咽燥、舌红绛而干、低热等，肺胃阴伤、阴虚火炽都可以有以上表现。但题干中又有肾开窍于耳，肾精不足失于润养的耳聋症，故B答案正确。阴虚火炽属心肾不交证，心火炽盛如心中烦、不得卧等症突出，题干中未出现，燥干清窍为温燥犯于头面部清窍，属实证。

10. 下列哪项不属于气分证的辨证要点（　　）

A. 壮热　　B. 不恶寒　　C. 口渴
D. 苔黄　　E. 舌红

【正确答案】E　　【易错答案】B

【答案分析】教材中讲气分证时，是以热入阳明胃为例，故气分证最常见的临床表现就是“四大症”，即大热、大汗、大渴、脉洪大。辨证要点一是壮热不恶寒；二是阳明热炽阴伤的口渴；三是苔黄。其中苔黄应是气分证辨证要点中的要点，因为苔黄是客观体征，把握起来比较准确，其他两症都属于主观感觉。舌红虽是气分证的表现，在诊断气分证中也确实很关键，但教材未将此症列入气分证的辨证要点，且舌红还有舌红绛等营分之别，故E答案正确。B答案不恶寒，

是多数情况下代表热邪入里的气分证，如果考虑到真热假寒，患者也可能出现四肢厥冷等恶寒现象，故B答案易选错。

（二）多项选择题

1. 气分证的来源是（　　）

A. 由卫分传来

B. 伏邪温病发于血分透解于气分

C. 营分邪热转出气分

D. 伏邪温病发于气分

E. 某些温邪径犯气分

【正确答案】ABCDE　　　　【易错答案】ABCE

【答案分析】气分证是第二个证候，其形成或来源是多方面的。气分证的前证候卫分证入里可以形成，气分证的后两个证候营分和血分的热邪外透也可以形成。因此，ABC答案正确。有些邪气可以直接径犯气分，如暑热之邪起病即可见阳明里热证，所以E答案正确。伏气温病的发生往往自里而发，有些是发于气分，如春温等，所以答案D也正确。

2. 下列哪些是虚风内动的表现（　　）

A. 心中憺憺大动　　B. 角弓反张　　C. 舌干绛而痿

D. 口角颤动　　E. 手足蠕动

【正确答案】ACDE　　　　【易错答案】ABCDE或ABDE

【答案分析】温病中动风有实风和虚风之分，实风为邪热亢盛，热邪燔灼人体肝经，筋脉拘急所致。抽搐幅度比较大，也比较有力量，故容易出现角弓反张。虚风为肝肾阴液不足，筋脉失养所致。抽搐幅度比较小，常见有心中憺憺大动、舌干绛而痿、口角颤动、手足蠕动等症，故ACDE答案正确。学生答题时容易将实风内动的角弓反张症选入，或者将舌干绛而痿排除在外，把C答案误认为不是虚风表现，容易出错。

3. 属于上焦证的证候有（　　）

A. 发热微恶风寒，头痛，口渴，咳嗽，脉浮数，苔薄白

B. 潮热便秘，腹胀满，苔黄黑而燥，脉沉实

C. 身热，汗出，口渴，咳嗽，气喘，苔黄，脉数

D. 身热不扬，神识昏蒙，时或谵语，胸闷脘痞，苔腻，脉濡数

E. 舌红绛，神昏谵语或昏愦不语，舌蹇，灼热，肢厥

【正确答案】ACDE　　　　【易错答案】ACE

【答案分析】上焦证包括肺、心包的病变。答案A，发热微恶风寒，头痛，口渴，咳嗽，脉浮数，苔薄白等症，属于上焦肺卫证；答案C，身热，汗出，口渴，咳嗽，气喘，苔黄，脉数等，属于上焦肺热证；答案D，身热不扬，神识昏蒙，时或谵语，胸闷脘痞，苔腻，脉濡数等症状中，有神识昏蒙、苔腻表现，不属于中焦湿热阻滞于脾胃，而是上焦手厥阴心包中的湿热酿痰蒙蔽

心包证。审题或知识点记忆不熟的话，容易出错；答案E，舌红绛，神昏谵语或昏愦不语，舌蹇，灼热，肢厥，乃是上焦证手厥阴心包证中的温热邪气阻闭机窍。此四者皆属于上焦证候表现。答案B，潮热便秘，腹胀满，苔黄黑而燥，脉沉实，是阳明热结，属中焦大肠病变。

4. 血分证的辨证要点有（　　）

A. 烦躁　　B. 出血见症　　C. 斑疹密布

D. 神昏　　E. 舌深绛

【正确答案】BCE　　【易错答案】BCDE

【答案分析】血分证是热邪入于血分，动血耗血的病理表现。多部位多窍道的出血是血分证的要点之一，故B答案正确。斑疹属于肌衄，也为血分有热动血出血之征。出血必有血瘀，离经之经血溢于脉外，故舌深绛，因而C、E答案正确。A、D答案虽属血分有热扰神表现，但不属于血分证辨证要点。心主血脉，主神明，因此，神昏一症容易被错选为血分证的要点。

5. 热闭心包证的辨证要点是（　　）

A. 舌绛　　B. 汗多　　C. 神昏

D. 脉洪大　　E. 肢厥

【正确答案】ACE　　【易错答案】AC

【答案分析】热闭心包证属于营分证，但又不同于营分证。热闭心包证以热为主，阴伤较轻，类似营分证阴伤中的舌象，故A答案正确。热闭心包，心主神明，故有神昏。心窍为邪热闭阻，气血周行不畅，不能布达四肢，故四末失去温煦而厥冷不温，一般冷不过肘膝，故C、E答案正确。本题容易将肢厥这一辨证要点忽略，因此，上焦辨证中心包证的基本表现、辨证要点及基本病机都需要重点掌握。

（三）填空题

1. 湿热酿痰，蒙蔽心包属于卫气营血的________证。

【正确答案】气分　　【易错答案】营分

【答案分析】本证为湿蒙心包，为气分证的一种病理变化。除了神志昏蒙外，尚有舌苔垢腻，脉濡滑数等。因为舌质不绛，所以本证不属于营分证，又因为未见出血，也不属于血分证。卫分证一般情况下，也未有神志改变，所以题空中应填气分证。

2. 上焦辨证中卫气受郁，肺气失宣的辨证要点是发热微恶风寒、________。

【正确答案】咳嗽　　【易错答案】口微渴

【答案分析】上焦辨证中卫气受郁，肺气失宣的辨证要点与卫气营血辨证中卫分证的辨证要点基本一致。但三焦辨证中的上焦肺卫证，重点病变部位在肺，故以咳嗽作为辨证要点之一，而卫分证中以温邪伤阴为特点，表现为口微渴，故题空中当填咳嗽，而不填写口微渴。

（四）判断对错题

1. 上焦证既可出现卫分证、气分证又可出现营分证。

【正确答案】对

【答案分析】三焦辨证的上焦证涉及的脏腑有肺和心两脏，在肺脏有肺卫证、肺热气分证。病邪若是在心包，温热性质的邪气在心包，机窍阻闭的话，是属于营分证。湿热性质的邪气在心包，属于气分证。故上焦证既可出现卫分证、气分证又可出现营分证的说法是正确的。

2. 三焦辨证中的中焦病证一般都属于气分证。

【正确答案】对

【答案分析】中焦所包括的脏腑主要是是胃、脾、肠等，温邪传入中焦一般属温病的中期或极期。不管是温热性的还是湿热性的温病，不管是在脾、胃还是在肠道，一般表现都是气分证。但若病情发展，湿邪化燥化火，也可出现肠中出血等。

（五）简答题

1. 卫气营血的基本病机及辨证要点各是什么？

【正确答案】（1）卫分证的基本病机是温邪初袭，肺卫失宣。辨证要点是发热，微恶风寒，舌苔薄白，舌边尖红，脉浮数。（2）气分证的基本病机是正邪剧争，热炽津伤。辨证要点是壮热不恶寒，口渴，苔黄，脉数；或发热脘腹痞满，苔腻。（3）营分证的基本病机是营热阴伤，扰神窜络。辨证要点是身热夜甚，心烦，时有谵语，舌质红绛。（4）血分证的基本病机是血热扰心，迫血耗血，热瘀互结。辨证要点是多部位、多窍道出血，斑疹密布，舌质深绛。

【易错答案】答题出现内容不完全，或审题不认真，将基本病理错答成病理，辨证要点错答为临床表现。

【答案分析】题干中要求的答案内容是辨证要点，要点中临床表现既不能多写，也不能少写，更不能写成每一证的所有临床表现。基本病机也是教材中内容的高度概括，严格按照教材内容书写，不可写的太多，也不要漏掉基本病机中的主要内容。如气分证的基本病机中要注意一个“剧”字，体现了气分证正邪抗争的病机特点；血分证中要注意一个“瘀”字。营分证的基本病机概括的最好，每两个字就是一组病理，每两个字就会产生一组症状。

2. 营分证是如何形成的？

【正确答案】营分证的形成一是气分邪热失于清泄，或为气分湿热化燥化火，传入营分；二是肺卫之邪乘心营之虚，径陷心营；三是伏邪始自营分发出；四是某些温邪直犯心营。

【易错答案】容易漏写第三项内容。

【答案分析】营分证是第三个证候类型，营分证外部的卫分证、气分证，热邪若是治疗失误，或人体正气不足，可以内传心营，答案的第一、二项内容即是如此。另外，外邪直中心营，如暑邪一起病就可见到昏倒等心营证，答案中的第四部分即是。答案中第三项内容是伏气温病的一般发病特点，也是常见的证候发病形式。

（六）论述题

1. 根据三焦辨证，上焦肺有哪些证候类型？其病机、辨证要点各是什么？

【正确答案】有邪袭肺卫证、肺热壅盛证、湿热阻肺证。邪袭肺卫证病机为卫气受郁，肺气失宣；以发热，微恶风寒，咳嗽，舌边尖红，苔薄白，脉浮数为辨证要点。肺热壅盛证的病机是邪热壅肺，肺气闭阻；以身热，咳喘，舌红苔黄为辨证要点。湿热阻肺证的病机是卫受湿郁，肺失清肃；以身热不扬，恶寒，胸闷，咳嗽，苔白腻为辨证要点。

【易错答案】容易漏写湿热阻肺证。

【答案分析】论述题要求所答内容尽量要全，以对某一项内容或某一个问题进行论和述。本题所问内容较多，应对每一项内容进行全面的回答。每一项病机及辨证要点要求按照教材中所论及的内容书写，尤其是辨证要点要准确。

2. 试述上焦手厥阴心包的证候类型、基本病机变化、临床表现和辨证要点各是什么？

【正确答案】上焦手厥阴心包的证候有热闭心包证和湿蒙心包证。（1）热闭心包证病机是邪热内陷或内传，引起心包络机窍阻闭，心不能主神明。临床表现为身灼热，神昏谵语或昏愦不语，肢厥，舌謇，舌绛等。以神昏，肢厥，舌绛为辨证要点。（2）湿蒙心包证的病机是气分湿热酿蒸痰浊，蒙蔽心包络。临床表现为身热，神识昏蒙，似清似昧或时清时昧，舌色不绛，舌苔垢腻，脉濡滑数等。以神志昏蒙，舌苔垢腻为辨证要点。

【易错答案】容易漏写湿蒙心包内容。只写临床表现，忘掉辨证要点。

【答案分析】三焦辨证中，上焦心包内容有温热性质的邪气、湿热性质的邪气两部分内容，答题时要全面完整。

第五章　温病常用诊法

◎ **重点** ◎

常见舌苔、舌质异常的形态及所主病证；斑疹成因、形态分布、诊断意义；发热、神志异常、痉、汗出异常等症的病因病机、分类、临床意义

◎ **难点** ◎

身热不扬热型的特点；神志昏蒙的特征

精选习题

扫码获取
同步习题

（一）单选题

1. 察斑疹色泽可测知病势轻重，提出“红轻，紫重，黑危”的医家是（　　）

A. 余师愚　　B. 吴有性　　C. 吴鞠通

D. 雷少逸　　E. 叶天士

【正确答案】D　　【易错答案】E

【答案分析】雷少逸提出“红轻，紫重，黑危”，这句话高度概况了斑疹的色泽与病情轻重及预后的关系。叶天士重视斑疹的辨证论治，对斑疹的诊治有“斑疹皆是邪气外露之象”“斑疹宜见不宜见多”等语，故本题容易误选为叶天士。

2. 温病后期，余邪留于阴分的热型是（　　）

A. 低热　　B. 夜热早凉　　C. 发热夜甚

D. 身热不扬　　E. 日晡潮热

【正确答案】B　　【易错答案】A 或 C

【答案分析】温病后期，余热伏留阴分，夜间阳入于阴，而阴分本有伏热，导致阴不能制阳，阴阳失调而出现低热，早晨阳出于阴，阳气出表，热自然退却。即夜热早凉，白天不发热，仅见夜间低热。温病后期肝肾阴虚证所见的低热与此种夜热早凉的热型不同，肝肾阴虚之低热无昼夜之分，是持续性低热；热入营分，营热炽盛，营阴耗伤证之发热夜甚与此夜热早凉亦不同，发热夜甚是持续性高热而夜间更甚。

3. 温病舌绛光亮如镜，其病机是（　　）

A. 热入心包　　B. 心火上炎　　C. 胃阴衰亡

D. 营分邪热灼伤肾阴　　E. 心营热盛，津液大伤

【正确答案】C　　【易错答案】E

【答案分析】舌绛光亮如镜，即镜面舌。特征是舌上无苔，色绛而光亮如镜面，实则干燥无津，为胃阴衰亡的征象。心营热盛，血中津液大伤多见舌绛而舌面暗且干燥无津，与镜面舌之光亮不同。

4. 以下哪种热型不属于气分证范围（　　）

A. 身热不扬　　B. 发热夜甚　　C. 日晡潮热

D. 壮热　　E. 寒热往来

【正确答案】B　　【易错答案】E

【答案分析】壮热，为邪入气分、邪正剧争之热；日晡潮热，为热结肠腑所致，是阳明气分证；身热不扬，为湿热病邪蕴阻卫气，湿重于热，热为湿遏，湿蕴热蒸所致；寒热往来，为少阳枢机不利之象，属于气分证；发热夜甚，为温病热入营分，劫灼营阴之征象。

5. 温病脾湿未化，胃津已伤的舌象是（　　）

A. 苔白厚黏腻　　B. 苔白厚干燥　　C. 苔黄腻

D. 白苔如碱状　　E. 积粉苔

【正确答案】B　　【易错答案】A

【答案分析】脾湿未化，胃津已伤，其舌象既有湿蕴之白厚又有胃热津伤之干燥表现，故呈现白厚干燥苔；若湿热相搏于气分，湿浊重则热蕴湿中而不发扬于外，多见舌苔白厚黏腻之象。

6. 温病，验其齿光燥如石，病机为（　　）

A. 胃热伤津，肾阴未竭　　B. 胃火冲激　　C. 肾火上炎

D. 肾阴耗损，元气欲脱　　E. 肾阴枯竭，预后不良

【正确答案】A　　【易错答案】B

【答案分析】温病，其齿光燥如石指齿面虽干燥，但仍有光泽。多为胃热津伤，以致津液不能濡润牙齿，所以表面干燥；但热邪并未耗伤肾阴，肾精不虚，精能生髓而充养牙齿，所以表面虽干但仍有光泽；亦可见于温病初起，卫阳郁闭，表气不通，津液一时不能上布所致。

7. 下列哪项不是对温病发热一症相关的描述（　　）

A. 正气抗邪，邪正相争的结果

B. 机体对温邪的一种全身性反应

C. 主要是通过测体温而确定

D. 几乎贯穿于温病的全过程

E. 与伤寒发热均为外感发热

【正确答案】C　　【易错答案】D

【答案分析】温病是外感四时温邪而引起的，以发热为主要临床特征的多种急性热病的总称，所以发热时温病必见的、最主要的症状；传统中医认为发热是以患者的主观感觉为主，单凭现

在的体温表测量不是中医发热的真正含义；温病过程中常出现发热，是机体对温邪的一种全身性的反应，为正气抗邪、邪正相争的结果；温病发热几乎贯穿于温病的全过程，但其性质有虚实之分，其热势有高低不同，其类型及病机亦有差异。

8. 温病发热夜甚，其主要病机是（　　）

A. 温病后期，余邪留于阴分　　B. 热入营分，劫灼营阴　　C. 热结肠腑

D. 正邪剧争，里热蒸迫　　E. 温病后期，阴伤虚热

【正确答案】B　　【易错答案】A

【答案分析】发热夜甚指发热入夜后热势更甚，见于温病热入营分，热灼营阴证。因为营热炽盛，正邪剧争故热势高；热灼营阴则阴虚，夜晚人体阳气入里，阴虚不能制约阳气，阴阳更加失衡故热势加重。所以发热夜甚的病机是热灼营阴，营热盛而营阴伤。

9. 温病神志昏乱，躁扰不安，妄为如狂，并有少腹硬满疼痛，大便色黑，舌质紫暗。其神志异常的病机是（　　）

A. 热结肠腑，胃热扰心　　B. 热闭心包，扰乱神明　　C. 下焦蓄血，瘀热扰心

D. 湿热酿痰，蒙蔽心包　　E. 血热扰心

【正确答案】C　　【易错答案】E

【答案分析】本证为下焦蓄血，热与血结证。在温病过程中，热邪深入下焦，消耗血中津液而使血液黏滞成瘀，则导致瘀热蓄积在下焦的血脉之中。心主血脉，下焦血脉中的瘀热上扰心神而导致了神志失常，表现为神志混乱、妄为如狂、重则发狂。

10. 热入心包的舌象是（　　）

A. 绛而干燥　　B. 纯绛鲜泽　　C. 舌尖红赤起刺

D. 舌红中有裂纹　　E. 干枯而萎

【正确答案】B　　【易错答案】A 或 C

【答案分析】叶天士讲："纯绛鲜泽者，包络受病也。"温病热入心包多见舌色绛而鲜明润泽；舌绛而干燥多为邪热入营，营阴耗伤之征象；舌尖红赤起刺多为心火上炎之象。故正确答案为 B。

11. 斑疹色艳红如胭脂，提示（　　）

A. 血热炽盛　　B. 热毒深重　　C. 正气衰败

D. 火毒极盛　　E. 气血流畅

【正确答案】A　　【易错答案】B

【答案分析】观察斑疹的色泽可以反映出邪正虚实的状态。斑疹色艳红如胭脂，提示血热炽盛；若斑疹色紫赤如鸡冠花，为营血热毒深重的表现；若斑疹色紫黑，多属火毒极盛的重险之征象。正如雷少逸所说："红轻、紫重、黑危。"

12. 温病牙齿燥如枯骨，其病机是（　　）

A. 胃热津伤　　B. 肾阴枯竭　　C. 肝肾阴伤，虚风内动

D. 温病初起，表气不通　　E. 肾阴耗伤，虚火上炎

【正确答案】B　　【易错答案】E

【答案分析】牙齿燥如枯骨色，是指牙齿不仅表面干燥，而且里面也干燥，像枯骨一样，灰白晦暗没有光泽。正如叶天士说："若如枯骨色者，肾液枯也，为难治。"指热邪深入下焦，使肾阴耗竭，精枯髓干不能充养牙齿而致燥如枯骨。

13. 胃气衰败的舌象是（　　）

A. 舌绛光亮如镜　　B. 舌绛不鲜，干枯而萎　　C. 白砂苔

D. 白霉苔　　E. 灰腻苔

【正确答案】D　　【易错答案】A

【答案分析】本题亦可用排除法。舌绛光亮如镜，即镜面舌，为胃阴衰亡的征象，易和胃气衰败相混而误选；舌绛不鲜，干枯而萎，指舌色绛而晦暗，舌体痿软无力，为肾阴耗竭之象；白砂苔，又名水晶苔，其舌苔白而干硬如砂皮，扪之糙涩，为邪热迅速化燥入胃，属里热实结之证；灰腻苔为温病兼夹湿痰内阻征象；白霉苔，表现为满舌生白衣，有如霉状，或生糜点，为秽浊之气上泛而胃气衰败之征象。故正确答案为D。

14. 下列哪项不是实风的常见特征（　　）

A. 来势急剧　　B. 抽搐频繁　　C. 抽搐有力

D. 抽搐幅度大　　E. 按之即止

【正确答案】E　　【易错答案】D

【答案分析】实风即热盛动风证，是温病过程中各种实热因素引动肝风而致，属于实证动风，所以其动风特征多为来势急剧、抽搐频繁有力、外力难以控制、幅度较大而多见全身性抽搐。

15. 温病战汗多发生在哪个阶段（　　）

A. 卫分阶段　　B. 气分阶段　　C. 营分阶段

D. 血分阶段　　E. 恢复期阶段

【正确答案】B　　【易错答案】E

【答案分析】战汗为邪气留连气分，邪正相持，正气奋起鼓邪外出之征象。多发生在气分证的高热期，在气分高热阶段，邪气强盛，但正气不衰，正邪对峙，势均力敌，正邪相争激烈，人体功能极度亢奋，就可能出现战汗。

16. 湿热郁蒸所致之汗出的特点是（　　）

A. 时有汗出　　B. 大汗淋漓　　C. 冷汗如水

D. 战汗　　E. 以上都不是

【正确答案】A　　【易错答案】D

【答案分析】湿热病气分阶段，湿热郁蒸，即湿郁热蒸。热邪在体内熏蒸，鼓动湿邪，热蒸湿动而使湿邪向体表弥漫以致出汗；汗出热减，鼓动湿邪之力下降则汗停；汗停后，湿热无出路则继续郁蒸，继而复热，再次汗出；故湿热郁蒸所致汗出为时有汗出，汗出量少且黏。

17. 下列哪一项不属于湿蒙心包证的临床表现（　　）

A. 神识昏蒙，时清时昧　　B. 时有谵语　　C. 舌纯绛鲜泽

D. 脉濡滑而数　　E. 苔白腻浊

【正确答案】C　　【易错答案】B

【答案分析】湿热病湿热酿痰蒙蔽心包，是湿浊重，湿痰形成之后而蒙蔽心包。本证热被湿浊所包裹而未入心包营分伤营阴，故舌不绛；较之温热病热痰蒙蔽心包之神昏谵语症轻，是神识昏蒙，时清时昧，时有谵语；湿浊重故脉濡滑而数、苔白腻浊。

（二）多项选择题

1. 温热病引起神昏谵语的常见原因有（　　）

A. 热闭心包，扰乱神明　　B. 营热扰心　　C. 血热扰心

D. 胃肠实热扰心　　E. 湿热酿痰蒙蔽心包

【正确答案】ABCD　　【易错答案】ABCDE

【答案分析】审题不仔细，问得是温热病中引起神昏谵语的常见原因，应排除 E。

2. 下列哪些是对身热不扬的正确描述（　　）

A. 身热稽留而热象不显

B. 自觉热势不甚

C. 初扪体表感觉很热，扪之较久则不觉灼手

D. 多见于湿温病初期

E. 为湿热病邪蕴阻卫气，湿重于热，湿蕴热蒸所致

【正确答案】ABDE　　【易错答案】C

【答案分析】身热不扬的热型见于湿热病初起，是因为湿热裹结，热蕴湿中，热被包裹在湿中发泄不出来所致。所以表现为身热稽留而热象不显，自觉热势不甚，初扪体表不觉很热，扪之较久则觉灼手。故正确答案为 ABDE。

3. 哪些是外发斑疹的逆证（　　）

A. 斑疹稠密成片　　B. 斑疹分布稀疏均匀　　C. 斑疹色黑而晦暗

D. 斑疹外出如履透针　　E. 斑疹紧束有根

【正确答案】ACDE　　【易错答案】漏选。

【答案分析】斑疹外现的临床意义应从斑疹的色泽、形态、分布结合全身脉证进行综合分析。其色泽“红轻、紫重、黑危”；其形态松浮色鲜为顺证，紧束有根似如皮钻出或如履透针为逆证，说明热毒深伏，血液干涸瘀结。其分布稀疏均匀，说明热邪轻浅，邪出有路，属顺证；若分布稠密成片，说明热毒深重，预后不好，属逆证。故正确答案为 ACDE。

4. 虚风内动的表现是（　　）

A. 神疲消瘦　　B. 手足蠕动　　C. 口角震颤

D. 低热颧红，五心烦热　　E. 角弓反张

【正确答案】ABCD　　【易错答案】E

【答案分析】温病中的虚风内动见于温热病的后期，是由于热邪深入下焦，消耗肝血肾精，导致肝肾阴虚不能柔养筋脉，以致筋脉失养而发生拘挛动风。其临床表现往往在肝肾阴虚证之低热颧红，五心烦热，神疲消瘦等症基础上，出现局部的、幅度较小的、徐缓无力的肢体抽搐状态，如手足蠕动、口角震颤等。角弓反张多见于实风内动。

5. 引发温病实风内动的病机有（　　）

A. 肺热亢盛　　B. 阳明热盛　　C. 心营热盛

D. 血分热盛　　E. 热陷厥阴

【正确答案】ABCDE　　【易错答案】漏选。

【答案分析】温病实风内动是由于热邪炽盛导致筋脉拘挛而动风，又称为热极生风。血分热盛、营分热盛、气分热盛和热陷厥阴心包等不同部位的实热因素均可导致热极生风。故正确答案为 ABCDE。

6. 下列哪些是对斑的正确描述（　　）

A. 皮疹点大成片　　B. 压之色不褪　　C. 触之不碍手

D. 斑为阳明热毒　　E. 压之色褪

【正确答案】ABCD　　【易错答案】E

【答案分析】斑的形成为阳明热毒，窜入血分，灼伤血络，迫血妄行，使血不循经，溢出脉外，瘀于皮下而导致的。正因为斑是出血所致，血已经溢出脉外，不在血脉之中了，所以用手按压血液没有回路而不能褪色。故选 E 则为错误。

7. 温病无汗的病机有（　　）

A. 温邪束表　　B. 热灼营阴　　C. 阳明热炽

D. 亡阴之时　　E. 亡阳之时

【正确答案】AB　　【易错答案】D 或 E

【答案分析】温病无汗，是指体温升高，应该出汗但却不出汗。温病的无汗有两种情况，一种情况是见于卫分证，原因是热邪袭表，阻滞了气机的通路而导致表郁，使卫气的宣发失常，津液代谢发生障碍，卫气不能把津液宣发到体表，所以汗不能出；再有一种情况是营分证的身热、无汗，因为热邪损伤了血中津液，导致营阴不足，汗源匮乏而无汗可出。故正确答案为 AB。

8. 斑疹色泽红活荣润，其临床意义是（　　）

A. 气血流畅　　B. 邪热外达　　C. 阴亏明显

D. 血分热毒极盛　　E. 瘀血阻滞

【正确答案】AB　　【易错答案】D

【答案分析】斑疹色泽红活荣润，荣是指颜色鲜红而有光泽；润是指晶莹而不干枯；活是指活泛而不紧束。说明血液运行流畅，热邪有外达的趋势，是好现象，属于顺证。

9. 下列对舌紫晦而干的正确描述有（　　）

A. 猪肝舌　　B. 肝肾阴竭　　C. 杨梅舌

D. 温病夹瘀血　　E. 平素嗜酒

【正确答案】AB　　【易错答案】D

【答案分析】舌紫晦而干，其色如猪肝状，故又名猪肝舌，为肝肾阴竭之征象。温病中见这种舌象，主病情危重，预后多不良。杨梅舌特征为焦紫起刺；温病夹瘀血舌象多见舌紫而瘀暗。

10. 苔白腻而舌质红绛见于（　　）

A. 脾湿未化，胃津已伤　　B. 热毒入营而湿邪未化　　C. 湿热秽浊，郁闭膜原

D. 湿遏热伏　　E. 湿遏卫气

【正确答案】BD　　【易错答案】A

【答案分析】舌苔白而垢腻，舌质红绛，一般属气分证，为湿遏热伏之征象，是由湿热病邪在气分，湿邪阻遏而致热邪内郁不能外达所致；除此，热邪已入营分而又兼有湿邪未化者也可见到苔白腻而舌质红绛之舌象。故正确答案为BD，脾湿未化、胃津已伤之舌象多表现为舌苔较厚，色白而干燥，舌质偏红。

（三）填空题

1. 杨梅舌的特征是____________。

【正确答案】舌焦紫起刺　　【易错答案】舌红赤或状如杨梅

【答案分析】杨梅舌，因其舌体紫红而有点状颗粒突起于舌面，状如杨梅而得名，为血分热毒极盛之表现。回答舌红赤或仅回答状如杨梅，都未准确描述出杨梅舌的特征。

2. 清代陆子贤说："斑为____________，疹为太阴风热。"

【正确答案】阳明热毒　　【易错答案】热毒炽盛

【答案分析】回答不够准确。因为阳明热毒，窜入血分，灼伤血络，迫血妄行，使血不循经，溢出脉外，瘀于皮下而形成斑；太阴风热，窜入营分，卫有郁阻，营有热逼，使血液瘀于肤表，血络之中而形成疹。所以陆子贤讲："斑为阳明热毒，疹为太阴风热。"

（四）名词解释

战汗

【正确答案】温病发展过程中突见肢冷爪青、脉沉伏，继而全身战栗，大汗淋漓的表现。多为热气留连气分日久，邪正相持，正气奋起鼓邪外出的表现。

【易错答案】回答不完整，未回答战汗的机制。

【答案分析】战汗的发生机制为热气留连气分日久，邪正相持，正气奋起鼓邪外出之征象。本题答案应包括表现及机制两个方面。

（五）判断对错题

1. 湿热邪气既可伤阴，又可伤阳。

【正确答案】对

【答案分析】湿为阴邪，热为阳邪，故湿热病邪为"半阴半阳"邪气；在湿热性疾病病变过

程中，湿热病邪既可从阴化寒亦可从阳化热，故既可伤阴又可伤阳，与一般温病后期以阴伤为主的特征不同。

2. 白㾦发于肌表，其病位在卫不在气。

【正确答案】错

【答案分析】白㾦见于湿热病，病机为湿热郁蒸。是在湿热并重的情况下，热蒸湿动，使湿热向全身弥漫，湿热弥漫到体表而发白㾦。其病机是湿热郁蒸于里而发于表，属于有表证而无表邪，其病位在气而不在卫。

（六）简答题

1. 简述苔老黄燥裂，灰燥苔，黑苔焦燥起刺、质地干涩苍老，黑苔薄而干燥焦枯的临床意义。

【正确答案】（1）此四种舌苔的变化均与阴液损伤有关。（2）苔老黄燥裂，为阳明腑实，津液受伤；灰燥苔，为阳明腑实，阴液大伤；黑苔焦燥起刺、质地干涩苍老为阳明腑实，肾阴耗竭；黑苔薄而干燥或焦枯，为温病后期，邪热深入下焦而肾阴耗竭。（3）随着舌苔颜色的加深，人体阴液损伤越来越重。

【易错答案】回答不全面，尤其是第（1）、（3）点未说明。

【答案分析】第（1）点揭示了此四种舌苔出现的共同病机；第（3）点说明随着舌苔颜色的加深，人体阴液损伤越来越重，通过舌苔的变化揭示了疾病的动态演变过程。

2. 但热不寒的发热热型有哪些？其临床意义各是什么？

【正确答案】（1）壮热：为邪入气分，邪正剧争，邪热蒸腾于内外，里热蒸迫之象。（2）日晡潮热：为热结肠腑所致。（3）身热不扬：为湿热病邪蕴阻卫气，湿重于热，热为湿遏，湿蕴热蒸所致。（4）身热夜甚：为温病热入营分，劫灼营阴，甚至深入血分之征象。（5）夜热早凉：温病后期，余邪留伏阴分。（6）低热：温病后期，阴伤虚热之征象。

【易错答案】但热不寒的六种热型记忆不熟，漏答。或某些热型的临床意义回答有误，尤其是第（1）、（3）点。

【答案分析】温病由于其感受的邪气为温邪，所以温病的基本特征为发热。温病发热类型最多见的是但热不寒型，这是本章学习的重点，不仅要掌握发热类型及其特点还要理解其机制。学习时可按照各热型分属于卫气营血四个阶段的顺序来加强记忆。

3. 斑疹形成的机制有何异同？

【正确答案】斑疹均为热入营血分标志。斑为阳明热毒，内迫血分；疹为太阴风热，内窜营分。

【易错答案】斑疹形成机制相混淆。

【答案分析】斑疹形成的机制是本章重点，可联系陆子贤的话“斑为阳明热毒，疹为太阴风热”来理解记忆。

4. 温病痉证的主要分类、病机、治法各是什么？

【正确答案】（1）温病痉证分为实证动风和虚证动风两类。（2）实证动风：为邪热炽盛，热极生风，筋脉受邪热燔灼所致。治宜清热凉肝息风。虚风内动：邪热耗伤肝肾真阴，筋脉失于濡养所致的水不涵木，虚风内动。治宜滋阴息风。

【易错答案】实证动风病机回答成虚风内动的病机。

【答案分析】温病痉证即肝风内动证候。温病中出现肝风内动有两种类型，一种是高热而致的热极生风；一种是由肝肾阴虚而致的虚风内动，所以其治法分别对应为凉肝息风法和滋阴息风法。其中实证动风的病机较难理解。

5. 温病常见的神志异常有哪些类型？其病机分别是什么？

【正确答案】（1）烦躁不安，病机为热扰心神。（2）神昏谵语，病机为气分、营分、血分之热扰心或热闭心包、扰乱神明所致。（3）昏愦不语，多为痰热阻闭心包所致。（4）神志昏蒙，多为湿热酿痰蒙蔽心包所致。（5）神志如狂，一为下焦蓄血，瘀热扰心所致；一为热入血室。（6）神识呆钝，一为湿热之邪，上蒙清窍，心神被蒙；一为瘀热互阻，阻遏厥阴，心窍不灵。

【易错答案】回答不全面。

【答案分析】神志异常每一类型的病机是难点，尤其是第（2）种神昏谵语的病机有四种情况，回答易遗漏。第（3）种昏愦不语多由神昏谵语发展而来。

第六章　温病治疗

◎ **重点** ◎

清解气热法、祛湿清热法、通下逐邪法、开窍醒神法、息风止痉法、滋养阴津法的分类、主治范围，使用注意事项

◎ **难点** ◎

宣表化湿法和宣气化湿法的鉴别；应用通下逐邪法的目的；开窍醒神法的分类；滋养阴津法的分类

精选习题

扫码获取
同步习题

（一）单选题

1. 疏卫润燥治法的代表方剂是（　　）

A. 桑菊饮　　B. 桑杏汤　　C. 沙参麦冬汤
D. 栀子豉汤　　E. 银翘散

【正确答案】B　　【易错答案】A

【答案分析】疏卫润燥法是用辛凉清润之品组成方剂以疏散表邪、濡润肺燥的治法，适用于肺卫燥热证候。代表方剂是桑杏汤，桑菊饮是疏风泄热法的代表方剂，所以正确答案为 B。

2. 以下哪项不属于通下逐邪法（　　）

A. 通瘀破结　　B. 通腑泄热　　C. 导滞通便
D. 增液通便　　E. 滋阴润肠

【正确答案】E　　【易错答案】A

【答案分析】通下逐邪法是指用通下的药物通导燥屎、积滞或瘀血，使腑气通畅，邪气外解的治法。其中包括通腑泄热法，是用苦寒攻下药物组成方剂以荡涤腑实、泄除实热的治法；导滞通下法，是用清热祛湿、行气导滞与通下的药物组成方剂以通导湿热积滞的治法；增液通下法，是用苦寒攻下与滋阴增液的药物组成方剂以攻补兼施，增液通下的治法；通瘀破结法，是用通下与活血的药物组成方剂以泄热逐瘀、破散下焦瘀血的治法。滋阴润肠属于养阴生津法，而不属于通下逐邪法。

3. 温病症见：身热，脘腹痞满，恶心呕逆，便溏不爽，色黄如酱，舌苔黄垢浊腻，脉滑数。

其治法是（ ）

A. 导滞通便　　B. 通腑泄热　　C. 增液通便

D. 分利湿热　　E. 燥湿泄热

【正确答案】A　　【易错答案】E

【答案分析】本证为湿热夹滞阻结胃肠道，不是燥结，所以治疗用清热祛湿、行气导滞与通下药物组成方剂以通导湿热积滞，称为导滞通便法。

4. 温病治疗中“分消走泄”法属于（ ）

A. 泄卫透表法　　B. 通下法　　C. 和解法

D. 清解气热法　　E. 以上都不是

【正确答案】C　　【易错答案】B

【答案分析】分消走泄法是针对湿热病而设，是用祛湿与行气药物来因势利导，使弥漫于三焦的湿邪分道而消，泄出体外的治法，适用于湿热留连三焦，气化失司的证候。正因为此法具有调和气机，解除滞障的作用，故属于和解法。

5. 下列哪项不属于温病泄卫透表法（ ）

A. 透热转气　　B. 疏风散热　　C. 解表清暑

D. 宣表化湿　　E. 疏卫润燥

【正确答案】A　　【易错答案】D

【答案分析】泄卫透表法是通过疏泄腠理，透邪外出，以解除表证的一种治法，适用于温病初起，邪在卫表证。根据不同种类温邪在表的表现不同，采用的解表法又可以分为疏风散热法、解表清暑法、宣表化湿法、疏卫润燥法。透热转气为温病热入营分证的佐治法，而非卫分证治法。

6. 温病症见：身热不扬，午后热显，恶寒，无汗，头重如裹，身体困重，胸痞，苔白腻，脉濡缓。其最佳选方是（ ）

A. 新加香薷饮　　B. 藿朴夏苓汤　　C. 王氏连朴饮

D. 黄芩汤　　E. 蒿芩清胆汤

【正确答案】B　　【易错答案】A

【答案分析】本证属外感湿热邪气，初起以湿邪为主，热蕴湿中，热象不显的证候。治疗选择藿朴夏苓汤以宣表化湿。

7. 温病热炽阳明气分证，其最佳治法为（ ）

A. 轻清宣气　　B. 辛寒清气　　C. 清热泻火

D. 清热养阴　　E. 以上都不是

【正确答案】B　　【易错答案】C

【答案分析】温病热炽阳明气分证，多以里热蒸腾之“四大症”为主要表现。本证的特点为里热向外蒸腾，治疗要因势利导，选用辛寒的药物，内清外达，使邪气外解，即辛寒清气法。

8. 辛寒清气法适应证的主要表现是（ ）

A. 壮热、烦渴、汗出、舌红苔黄燥、脉洪数

B. 壮热、心烦、神昏、发斑、舌绛苔黄

C. 发热、口渴、烦躁不安、口苦溲赤、舌红苔黄、脉数

D. 身热不退、口干、便结腹痛、唇裂苔燥

E. 发热恶寒、咽喉肿痛、口微渴、苔黄

【正确答案】A　　【易错答案】C

【答案分析】辛寒清气法适应于温病热炽阳明气分证，多以里热蒸腾之"四大症"为主要表现，壮热、烦渴、汗出、舌红苔黄燥、脉数等。选项C，发热烦渴、口苦溲赤、舌红苔黄、脉数，为邪热内蕴，郁而化火证，宜用清热泻火法治之。

9. 气营两清法的代表方剂是（　　）

A. 清营汤　　B. 化斑汤　　C. 犀角地黄汤

D. 清瘟败毒饮　　E. 加减玉女煎

【正确答案】E　　【易错答案】B

【答案分析】气营两清法适应于温病之气营两燔证，其气分热毒炽盛而血分热毒亦盛，治疗时必须清气热与清营热并施，不可偏治某一方，方宜选加减玉女煎。清营汤适应于单纯营热炽盛且营阴耗伤；化斑汤、清瘟败毒饮适应于气血两燔证；犀角地黄汤用于热盛动血出血证。故正确答案为E。

10. 患者症见：高热，面赤，烦渴，汗大出，抽搐，舌红，苔黄燥，脉弦数。其治法宜选（　　）

A. 通腑泄热，凉肝息风　　B. 泻火清营，凉肝息风　　C. 凉血散血，凉肝息风

D. 清气泄热，凉肝息风　　E. 以上均不是

【正确答案】D　　【易错答案】C

【答案分析】本证高热，面赤，烦渴，汗大出，舌红，苔黄燥为气分热盛之象；气分热盛引动肝风则见肢体抽搐。温病过程中出现的热盛动风，治疗时应以解除实热因素为主，兼以凉肝息风，此证为气分热盛引动肝风，故应以清气泄热、凉肝息风为法。

11. 患者症见：低热，手指蠕动，甚或瘛疭，肢厥神倦，舌干绛，脉虚细。其治法宜选（　　）

A. 滋阴清热　　B. 滋阴透邪　　C. 滋阴息风

D. 滋阴清心　　E. 以上都不是

【正确答案】C　　【易错答案】A

【答案分析】本证见手指蠕动，甚或瘛疭，抽搐缓而无力且部位局限，见于温病后期真阴大伤，水不涵木，虚风内动证候。治疗应滋阴潜阳、平息虚风。

12. 温病后期，津枯肠燥便秘，其治法宜选（　　）

A. 滋阴攻下　　B. 通腑泄热　　C. 导滞通便

D. 滋养肺胃　　E. 增液润肠

【正确答案】E　　【易错答案】A

【答案分析】温病后期，温热邪气已解，但津液严重消耗，导致大肠干燥，无水舟停，大便不通的证候，应用甘寒与咸寒药物以生津增液、润肠通便。故正确答案为E。

13. 清热泻火法适应证的主要表现是（　　）

A. 壮热烦躁，大汗渴饮，舌苔黄燥

B. 发热烦渴，时有谵语，舌绛苔黄

C. 发热烦渴，口苦溲赤，苔黄舌红

D. 发热恶寒，咽喉肿痛，口渴苔黄

E. 身热微渴，心中懊恼，苔黄脉数

【正确答案】C　　【易错答案】D

【答案分析】清热泻火法，是指用苦寒药物组成方剂以清泄热邪，使热邪下降的治法。用于邪热内蕴，郁而化火者，症见身热烦渴，口苦溲赤，苔黄舌红。故正确答案为C。

14. "轻法频下"多用于湿热积滞阻结肠道之证，其最佳选方是（　　）

A. 调胃承气汤　　B. 枳实导滞汤　　C. 解毒承气汤

D. 保和丸　　E. 枳实导滞丸

【正确答案】B　　【易错答案】E

【答案分析】湿热积滞互结胃肠道，大便排出困难，此证非阳明燥结。即肠内不是燥屎而是湿热夹宿食积滞，因此不可能一攻而下，不宜苦寒猛攻急下，应在祛湿、清热、消食导滞、行气的基础上，轻下、缓下、反复下，把胃肠道的湿热积滞慢慢祛除，即"轻法频下法"，代表方为枳实导滞汤，出自《通俗伤寒论》。枳实导滞丸出自《内外伤辨惑论》，与枳实导滞汤虽一字之差，但药物组成不同，适应证病机亦有别。

（二）多项选择题

1. 轻清宣气法的主要作用有（　　）

A. 清热解毒　　B. 透泄热邪　　C. 分利湿邪

D. 宣畅气机　　E. 分消走泄

【正确答案】BD　　【易错答案】AB

【答案分析】轻清宣气法适应于气分证初起，邪气不盛，热郁胸膈的证候，所以要用轻清的药物组成方剂以透泄热邪、宣畅气机。

2. 息风止痉法的分类有（　　）

A. 凉肝息风　　B. 解表息风　　C. 化湿息风

D. 滋阴息风　　E. 苦寒息风

【正确答案】AD　　【易错答案】B

【答案分析】息风止痉法适应于温病过程中肝风内动证候。温病中出现肝风内动有两种类型，一种是高热而致的热极生风；一种是由肝肾阴虚而致的虚风内动，所以息风止痉法分为两种类型，即凉肝息风法和滋阴息风法。

3. 邪入血分，热盛动血时，其治法是（ ）

A. 清热解毒　　B. 固涩止血　　C. 活血祛瘀

D. 通瘀破结　　E. 凉血养阴

【正确答案】ACE　　【易错答案】B

【答案分析】叶天士讲："入血就恐耗血动血，直须凉血散血。"所以热盛动血出现出血、瘀血的病变，治疗首先应清热凉血，其次生津养液，再者活血化瘀。故正确答案为ACE。热盛动血，出现多部位出血现象，清热凉血即可止血，切不可使用收敛固涩药止血以防留瘀化热，加重病情。

4. 湿热酿痰，蒙蔽心包证，其治法是（ ）

A. 芳香开窍　　B. 清热利湿　　C. 豁痰开窍

D. 清心凉营　　E. 清心开窍

【正确答案】ABC　　【易错答案】DE

【答案分析】湿热酿痰，蒙蔽心包，出现身热不扬、神志时清时昧、苔白腻、脉濡数的临床表现。其证候不是热痰而是湿痰蒙蔽心包，故治疗应清热利湿、芳香化浊、豁痰开窍。

5. 运用泄卫透表法的注意点有（ ）

A. 忌用辛温发汗　　B. 中病即止，避免过汗　　C. 无表证者忌用

D. 早用苦寒泄热之品　　E. 可适当配合微辛温解表之品

【正确答案】ABCE　　【易错答案】D

【答案分析】温病表证治疗，虽然主以辛凉，但不可过于寒凉，尤其不可应用苦寒沉降之品，以防冰遏气机而邪不易外透或苦味燥伤阴。

6. 分消走泄法的适应证可见（ ）

A. 寒热起伏　　B. 身热不扬　　C. 苔腻溲短

D. 口苦胁痛　　E. 胸痞腹胀

【正确答案】ACE　　【易错答案】B

【答案分析】分消走泄法是针对湿热病而设，是用祛湿与行气药物来因势利导，使弥漫于三焦的湿邪分道而消，泄出体外的治法，适用于湿热留连三焦，气化失司的证候。症见寒热往来、胸闷脘痞腹胀、小便不利、舌苔白腻、脉濡等。故正确答案为ACE。身热不扬一般见于湿重于热的湿热性温病，口苦胁痛为邪郁少阳胆腑之表现。

7. 增液通下法的适应证可见（ ）

A. 口干唇裂　　B. 大便秘结　　C. 腹满痛拒按

D. 舌苔老黄或焦燥起刺　　E. 身热不退

【正确答案】ABCDE　　【易错答案】漏选

【答案分析】增液通下法，是用苦寒攻下与滋阴增液的药物组成方剂以攻补兼施，增液通下的治法。其症见身热不退、大便秘结不通、腹满痛拒按、口干唇裂、舌苔老黄或焦燥起刺、脉沉细。故正确答案为ABCDE。

8. 温病出现身热，腹满便秘，口舌干燥，倦怠少气，撮空摸床，肢体震颤，苔干黄或焦黑，脉沉弱或沉细。其治法是（　　）

A. 攻下　　B. 滋阴　　C. 益气

D. 清气　　E. 理气

【正确答案】ABC　　【易错答案】D

【答案分析】本证身热，腹满便秘，为阳明腑实之象；口舌干燥，倦怠少气，为气阴两伤之表现，故治以攻下热结、益气养阴之法。

9. 滋阴生津法的分类有（　　）

A. 益气敛阴　　B. 滋养肺胃　　C. 滋补真阴

D. 增液润肠　　E. 疏卫润燥

【正确答案】BCD　　【易错答案】A

【答案分析】滋阴生津法是用生津养阴药物以滋补阴液的治法，适应于温热邪气损伤阴液的证候。滋阴生津法根据温热邪气对阴液损伤的程度以及病变部位的不同，分为滋养肺胃法、增液润肠法、填补真阴法三大类。

（三）简答题

1. 什么是泄卫透表法？其分类运用及代表方是什么？

【正确答案】（1）泄卫透表法是祛除在表之温邪，解除卫分表证的治法。具有疏泄腠理、逐邪外出、泄热解表的作用。适用于温病初起，邪在卫表。（2）根据温病在表之邪有风热、暑湿、湿热、燥热等不同，本法可分为以下几种：①疏风散热法，代表方剂如银翘散。②解表清暑法，代表方剂如新加香薷饮。③宣表化湿法，代表方剂如藿朴夏苓汤。④疏卫润燥法，代表方剂如桑杏汤。

【易错答案】回答不全面或治法与代表方不符。

【答案分析】泄卫透表法的分类运用可根据不同季节所产生的温邪种类不同来加强理解记忆，即春季多见风热病邪、夏季多见暑湿病邪、长夏多见湿热病邪、秋季多见燥热病邪。

2. 什么是清解气热法？其分类运用及代表方是什么？

【正确答案】（1）清解气热法是指清泄气分热邪，解除气分热毒的一种治法，又称“清气法”。适用于温热病卫分之邪已解，气分里热亢盛，尚未与燥屎、食滞、痰湿、瘀血等有形实邪相搏结的证候。（2）主要分为以下几种：①轻清宣气法，代表方剂如栀子豉汤。②辛寒清气法，代表方剂如白虎汤。③清热泻火法，代表方剂如黄芩汤或黄连解毒汤。

【易错答案】回答不全面或治法与代表方不符。

【答案分析】清解气热的分类运用可根据其适应证的热势特点来加强记忆。如轻清宣气法，适应于热邪轻浅；辛寒清气法适应于阳明气分蒸腾之热；清热泻火法适应于里热郁滞化火。

3. 什么是滋阴生津法？其分类运用及代表方是什么？

【正确答案】（1）滋阴生津法是通过滋养阴液来补充人体阴液耗伤的一种治法。（2）滋阴生津法可分为以下几种：①滋养肺胃法，代表方剂如沙参麦冬汤、益胃汤。②增液润肠法，代表方剂如增液汤。③滋补真阴法，代表方剂如加减复脉汤。

【易错答案】回答不全面或治法与代表方不符。

【答案分析】滋阴生津法的分类运用可根据阴损在肺胃、大肠、肝肾的不同部位来加强记忆。

4. 什么是祛湿清热法？其分类运用及代表方是什么？

【正确答案】（1）祛湿清热法是驱除三焦湿热的治法，主要用于湿热类温病的气分阶段。其主要作用是宣通气机、运脾和胃、通利水道以化湿泄热。（2）分为以下几种：①宣气化湿法，代表方剂如藿朴夏苓汤、三仁汤。②燥湿清热法，代表方剂如王氏连朴饮。③淡渗利湿法，代表方剂如茯苓皮汤。

【易错答案】回答不全面或治法与代表方不符。

【答案分析】祛湿清热法是本章记忆重点与难点。其分类运用可根据湿热邪气在上、中、下三焦部位不同，病机有别，分别施以“宣上、畅中、渗下”法来加深理解记忆。

第七章　温病预防

◎ **重点** ◎

温病的预防方法

◎ **难点** ◎

温病预防中培固正气，增强体质原则下的具体实施方法

精选习题

扫码获取
同步习题

（一）单项选择题

1. 预防传染病最积极有效的直接措施是（　　）

A. 预施药物　　B. 接种免疫　　C. 锻炼身体以增强体质

D. 顺应四时　　E. 注意环境、个人、饮食卫生

【正确答案】B　　【易错答案】A

【答案分析】温病是一类急性外感热病，大多数温病具有传染性、流行性，且起病急、传变快、来势猛、病情重。采取有效措施加以预防，可以在一定范围内控制其发生。B 答案接种免疫是目前针对某些传染病最有效的直接措施。预施药物是治疗疾病发生后的方法，不能作为预防传染病最积极有效的措施，故容易错答为 A。锻炼身体、顺应四时及注意环境、个人、饮食卫生只是平时培固正气，增强体质的一般方法，需要持之以恒、坚持不懈才能见效。

2. 下列哪项不是温病预防方法中培固正气的内容（　　）

A. 和于术数　　B. 起居有常　　C. 恬淡虚无

D. 饮食有节　　E. 早期治疗

【正确答案】E　　【易错答案】A

【答案分析】培固正气，增强体质，可以有效地提高机体抗御外邪入侵的能力，或即使感受了温邪，也病情较轻，易于治愈。培固正气的方法较多，和于术数、起居有常、食饮有节、恬淡虚无皆是《黄帝内经》中提及的养生防病，增强体质的原则。故 A、B、C、D 答案皆正确。早期治疗，是已病后采取的一种方法，并不能作为温病预防中培固正气的内容。和于术数是指养生总原则，本质的含义就是要顺从自然规律生活，不要太过，也不要不及，如果不理解其义，很容易错答为 A。

3. 男性，9 岁，平时汗出较多，活动后尤甚，喜食零食及肥甘之品，纳差。稍遇风寒即发热，咳嗽。大便二日一行。舌淡，苔薄白，脉弱。为增强体质，预防温病的发生，应采取的正确预防方法是（　　）

A. 和于术数，恬淡虚无　　B. 饮食有节，起居有常　　C. 不妄劳作，注意卫生

D. 早期隔离，早期发现　　E. 以上均不宜

【正确答案】B　　【易错答案】E

【答案分析】从案例看，此患者平时汗出较多，活动后尤甚，稍遇风寒即发热、咳嗽，说明有肺气虚现象。喜食零食及肥甘之品，纳差，大便二日一行，又有脾胃虚弱病理。脾肺为母子关系，脾胃功能障碍，不能化生气血以养肺，则会出现肺气虚，从而出现容易感冒等。所以此患者平时注意饮食有节、起居有常，可以预防感冒的发生。A、B、C、D 答案中除了正确 B 答案外，都和要求的答案不太符合，但又不是太明显，容易错答为 E。

（二）简答题

1. 温病预防的方法有哪些？

【正确答案】（1）培固正气，增强体质：如锻炼身体增强体质、顺应四时气候变化、固护正气、注意环境个人及饮食卫生等。（2）及时诊治，控制传播：要做到早期发现、早期隔离、早期治疗。（3）预施药物，防止染病：可采取熏蒸预防、滴喷预防、服药预防、食疗预防等。

【易错答案】只答熏蒸祛邪法、滴鼻祛邪法及中药水煎服法等。

【答案分析】题干中问的是预防方法，在教材中这部分内容还有一些预防的原则，如培固正气、增强体质；及时诊治，控制传播等。正确答案应有三个方面的内容，不可只回答一些具体方法。

2. 在温病预防方法中如何做到培固正气，增强体质？

【正确答案】锻炼身体增强体质；顺应四时气候变化；固护正气；注意环境、个人及饮食卫生。

【易错答案】答题内容较少，只回答第一方面，不全面。

【答案分析】简答题只要求答出一些纲要性的东西，不必要展开论述，或对某一项内容做出一些简单的解释也可。

中 篇

第八章 温热类温病

◎ **重点** ◎

不同温热类温病的病因病机、诊断要点、治疗原则，常见证型的辨证论治

◎ **难点** ◎

热陷心包证、热结肠腑兼变证、气营（血）两燔证、阴虚火炽证、邪留阴分证、暑伤心肾证的辨证论治

精选习题

扫码获取
同步习题

（一）单项选择题

1. 风温病名首见于（　　）

A.《黄帝内经》　　B.《伤寒论》　　C.《外感温病篇》

D.《备急千金要方》　　E.《温病条辨》

【正确答案】B　　【易错答案】A

【答案分析】温病中篇内容讲了许多疾病，每个疾病的病名出处最早见于哪部书是重要内容，因而需要掌握。风温病名首先见于《伤寒论》第6条，故B答案正确，但《伤寒论》中的风温与温病中的风温字同而意不同，前者是风热表证误用辛温发汗而致的坏病，后者是感受风热导致的以肺为主的新感温病。一提到某个问题出处，往往就会想到《黄帝内经》，故对知识点不熟悉者，容易误答为A。类似的题目，如秋燥、春温、暑温等病名首先见于哪部书，都需要记忆。

2. 下列哪项不是风温病的诊断要点（　　）

A. 发生于春、冬两季的外感热病

B. 发病初起即见肺卫证，表现为发热，恶风，咳嗽，口微渴，舌苔薄白，脉浮数

C. 病程中以肺经病变为主，也有阳明胃肠病变之证

D. 病变中易见斑疹，痉厥，虚风内动症

E. 后期多致肺胃阴伤

【正确答案】D　　【易错答案】C

【答案分析】温病某个病的诊断要点主要是从三个方面考虑：一是季节特点；二是临床特点；三是传变特点。风温病的季节特点是发生于一年四季，以春冬居多，故A答案正确。风温是感

受风热之邪所导致外感热病，具备风热之邪起病即犯肺卫特点，故有发病初起即见肺卫证，表现为发热，恶风，咳嗽，口微渴，舌苔薄白，脉浮数。因风热易伤上中焦肺胃阴液，故风温病后期肺胃阴津损伤是常见病理，故E答案正确。风温病虽以肺为主，但也有肠的病变或者肺肠同病证，不可只考虑是肺病，因此本题易错选为C。

3. 风温的病因是（　　）

A. 温热病邪　　B. 风寒病邪　　C. 燥热病邪

D. 暑热病邪　　E. 风热病邪

【正确答案】E　　【易错答案】A

【答案分析】温病中的病因多是复合病因组成，如风热即是风邪和热邪合之的邪气，上述答案中B、C、D、E皆是复合病因。答案B风寒病邪属于伤寒病中的常见原因。燥热、暑热、风热属于温病中的病因。风热之邪导致风温病，燥热之邪导致秋燥病，暑热病邪导致暑温病。答案A温热病邪是导致春温病发生的一种温病病因，《黄帝内经》也称其为伏寒化温。温热病邪不可简称为“温邪”，温邪是叶天士首先提出的导致温病发生的各种致病因素的总称，故本题容易错选为A答案。

4. 对于风温病的治疗，下列不正确的是（　　）

A. 初起邪在肺卫，宜辛凉宣解

B. 邪传气分则宜辛寒清热，或苦寒攻下

C. 内陷心包，宜清心开窍

D. 心阳虚衰时，宜益气回阳、敛阴固脱

E. 本病后期，宜咸寒滋补肝肾之阴

【正确答案】E　　【易错答案】D

【答案分析】风温病分初、中、末三期。初期属于风热袭于肺卫证，正确的治疗方法为辛凉宣解，或辛凉解表，或疏风泄热，宣肺止咳等，故A正确。中期病变涉及的脏腑较多，有胃、肠还有心包等。在阳明胃就要辛寒清热，在阳明肠需要苦寒攻下，病变在心包尤宜清心开窍，所以答案B、C都属于正确的治法。对于D、E两个答案，答题时可能会犹豫。其实这两个答案都属于温病后期发展的一种情况，也有阳虚出现，也有阴虚病理。但风热病因很少伤及肝肾之阴，多数情况下只是肺胃阴伤，故E答案是本题正确选择。风温病虽属热病，但在热邪较重，内闭心包时，也可产生内闭外脱的心阳虚衰，益气回阳、敛阴固脱法也属于风温正确治法。

5. 发于春季或冬春之交，初起以里热为主的温病是（　　）

A. 风温　　B. 大头瘟　　C. 烂喉痧

D. 春温　　E. 暑温

【正确答案】D　　【易错答案】B或C

【答案分析】春温、风温、大头瘟、烂喉痧均可发生于冬、春季节。风温病发病初起见肺卫表热证而非里热证；大头瘟与烂喉痧均属于温毒病种，初起可见卫表证，同时出现局部红肿热痫的肿毒表现；春温病属于伏气温病，发病既可伏邪自发，亦可外感引发，但无论是何种发病方式，初起均以里热证为主。所以本题正确答案为D。

6. 下列哪一项不是暑温所具有的特点（　　）

A. 发病急骤，初起即见气分热盛证候

B. 传变迅速

C. 最易伤津耗气

D. 易逆传心包，多窍闭动风之变

E. 发于夏季暑热当令之时

【正确答案】D　　【易错答案】A

【答案分析】暑温是夏季感受暑热病邪而引起的新感温病，但发病初起可以不经表证阶段而直接入里出现气分热盛；传变迅速，由于暑热炽盛极易伤津耗气。所以选项ABCE均为暑温病所具有的特点，而易逆传心包为风温病的病机特点。

7. 暑温初起多见（　　）

A. 卫分证　　B. 阳明气分证　　C. 表里同病证

D. 阴伤证　　E. 暑入心营证

【正确答案】B　　【易错答案】A

【答案分析】暑温是夏季感受暑热病邪而引起的，夏季气候炎热，人体腠理疏松，而且暑为热之极，暑热病邪致病暴戾，在人体腠理空疏的情况下很容易入侵人体而长驱直入，从而在发病之初即见阳明里热炽盛而无表证。故正确答案为B。由于暑温病为新感温病，一般新感温病初起具有表证特点，所以可能会误选A，但是暑温特殊。

8. 暑温的病名首先见于（　　）

A.《黄帝内经》　　B.《伤寒论》　　C.《伤暑全书》

D.《景岳全书》　　E.《温病条辨》

【正确答案】E　　【易错答案】A

【答案分析】古代文献中很早就有关于暑病的记载，如《黄帝内经》《伤寒论》《丹溪心法》《伤暑全书》等，但均以“暑”“暍”“伤暑”“冒暑”等命之，在清代吴鞠通的《温病条辨》中首次提出了“暑温”的病名。

9. 暑温病的基本治则是（　　）

A. 清热生津　　B. 清热益气生津　　C. 清暑凉营

D. 清暑泄热　　E. 以上都不是

【正确答案】D　　【易错答案】B

【答案分析】暑温病为感受暑热病邪所致，所以清暑泄热为其基本治疗原则。

10. 认为燥属次寒的医家是（　　）

A. 俞根初　　B. 沈目南　　C. 喻嘉言

D. 李东垣　　E. 费晋卿

【正确答案】B　　【易错答案】C

【答案分析】关于燥邪的属性，喻嘉言认为燥属火热，并创立了清泄燥热的清燥救肺汤，而沈目南在《燥病论》中提出“燥属次寒”，故正确答案为B。将二人的观点混淆就会误选C。究其实，喻嘉言所谓的燥属火热，沈目南所谓的燥属次寒都没有揭示燥邪的本质。热与寒相对，是指温度的高低；燥与湿相对，是指相对湿度的大小。燥本身并无寒、热的属性，但是它可以与热结合，也可以与寒结合。喻嘉言所谓燥属火热，实际上是指温燥而言，沈目南所谓的燥属次寒，实际上是指凉燥而言。

11. 下列哪一项不是秋燥的诊断要点（　　）

A. 病发于早秋燥热偏盛季节

B. 初起见有津液干燥征象，后期多见肺胃阴伤之证

C. 病变重心在肺，影响到胃肠

D. 一般传变较少，极少出现邪入营血或下焦肝肾的病变

E. 病程较长

【正确答案】E　　【易错答案】D

【答案分析】秋燥病较其他温病，病情较轻而易治愈，如初起治疗得当，体质亦较强，大多病在卫、气分阶段即可告愈，一般不进入营血分阶段，亦不至发展到下焦肝肾阴伤的严重程度。故正确答案为E。

12. 方书记载秋燥初、中、末三期的治疗大法是（　　）

A. 上燥增液，中燥治气，下燥治血

B. 上燥治气，中燥治血，下燥增液

C. 上燥增液，中燥治血，下燥治气

D. 上燥治气，中燥增液，下燥治血

E. 上燥治血，中燥治气，下燥增液

【正确答案】D　　【易错答案】A

【答案分析】秋燥病初期，病在上焦肺，治宜清热宣肺、甘寒滋润，故曰“上燥治气”；秋燥病中期，病在中焦胃，治宜在清泄里热的同时，用甘凉濡润之品滋养胃肠的阴液，故曰“中燥增液”；秋燥病末期，燥热化火深入下焦肝肾，治宜滋养肝肾、填补真阴，故曰“下燥治血”。故正确答案为D。

13. 秋燥病的病因是（　　）

A. 燥邪　　B. 燥热之邪　　C. 热邪

D. 凉燥之邪　　E. 毒邪

【正确答案】B　　【易错答案】A

【答案分析】秋燥病的病因是外感燥热病邪，由燥邪和热邪相合而成，而非单纯燥邪。故正

确答案为 B。

14. 秋燥病的主要病理变化是（　　）

A. 邪犯肺卫　　B. 燥伤肺阴　　C. 燥伤阴液

D. 燥伤胃液　　E. 燥伤肝肾

【正确答案】C　　【易错答案】B 或 D

【答案分析】秋燥病的主要病理变化是燥伤阴液，但在不同病理阶段损伤人体不同脏腑部位的阴液。如在初期主要伤及肺阴，中期主要耗伤肠胃，后期主要伤及肝肾之阴，所以正确答案为 C，概括更全面，B、D、E 均太局限。

15. “诸涩枯涸，干劲皴揭，皆属于燥”一语出自（　　）

A.《医门法律》　　B.《黄帝内经》　　C.《通俗伤寒论》

D.《素问玄机原病式》　　E.《金匮要略》

【正确答案】D　　【易错答案】B

【答案分析】《素问·阴阳应象大论》中指出了燥病的特点是“燥胜则干”，《素问·至真要大论》中指出了燥病的治疗原则是“燥者濡之”，但是在《素问·至真要大论》病机十九条中，却没有一条是讲燥病的病机的。到金元时期，刘河间在他所著的《素问玄机原病式》中对病机十九条加以扩展，其中对燥病的病机提出了“诸涩枯涸，干劲皴揭，皆属于燥”的观点。故正确答案为 D。

16. 首创“秋燥”病名的医家是（　　）

A. 叶天士　　B. 吴鞠通　　C. 喻嘉言

D. 刘河间　　E. 沈目南

【正确答案】C　　【易错答案】D

【答案分析】清代喻嘉言在《医门法律》中指出《黄帝内经》中“秋伤于湿”应为“秋伤于燥”，并著有论述燥邪为患的专篇《秋燥论》，首创了“秋燥”病名。刘河间对燥邪的致病特点作了进一步的发挥，但并未提出“秋燥”病名。故 C 答案正确，而不能选 D 答案。

17. 吴鞠通称为“辛凉轻剂”的方剂是（　　）

A. 银翘散　　B. 桑菊饮　　C. 麻黄汤

D. 麻杏石甘汤　　E. 白虎汤

【正确答案】B　　【易错答案】A

【答案分析】吴鞠通根据温邪袭人，先犯手太阴肺之理论，治疗上提出了辛凉平剂银翘散、辛凉轻剂桑菊饮、辛凉重剂白虎汤三首方剂。桑菊饮所治为风热或燥热袭于肺卫而偏于肺经咳嗽少痰者，所用药物质轻、量小、味少，故吴鞠通称其为“辛凉轻剂”。按叶天士《温热论》原文中“在表初用辛凉轻剂”观点，银翘散也属于辛凉轻剂，题干中所叙的是吴鞠通说的“辛凉轻剂”，故 B 答案正确，而不能选 A 答案。

18. 对于“桑菊饮”和“银翘散”，下面说法不正确的是（　　）

A. 桑菊饮止咳功效较银翘散为优

B. 银翘散透解表邪力较桑菊饮强

C. 银翘散适用于卫气闭郁较著者

D. 桑菊饮适用于卫气闭郁而发热较甚者

E. 二方均为“治上焦如羽”方剂

【正确答案】D　　【易错答案】E

【答案分析】银翘散和桑菊饮皆为治疗风热犯于肺卫证的方剂。因组方不同而在适应证方面也有所差别。银翘散方中清热药物如金银花、连翘、竹叶用得较多，故适应于热重。方中又用了辛温的荆芥、淡豆豉，其透邪作用也较显著，故B答案银翘散透解表邪力较桑菊饮强及C答案银翘散适用于卫气闭郁较著者的描述皆正确。桑菊饮方中清热药中少了金银花、竹叶，只保留连翘，也去掉了辛温的荆芥、淡豆豉，其透邪解表、清热作用力量较弱，但加入了桑叶、菊花、杏仁，故桑菊饮偏于止咳嗽之功。二方皆为吴鞠通“治上焦如羽”方剂，故A、E答案描述正确。选项D描述错误，故答案应该选D。

19. 一风温患者，症见发热，微恶风寒，无汗或少汗，头痛，咳嗽，口微渴，项肿咽痛，苔薄白，舌边尖红，脉浮数。其最佳选方是（　　）

A. 普济消毒饮　　B. 清咽栀豉汤　　C. 银翘散加马勃、玄参

D. 银翘散　　E. 清瘟败毒饮

【正确答案】C　　【易错答案】D

【答案分析】发热，微恶风寒，无汗或少汗，头痛等症说明病在卫分。结合舌脉，当为风热侵袭卫分。又有咳嗽，显然病变属肺卫。风热袭于肺卫证，治疗上当用辛凉解表之法，方选银翘散。此证一般情况下也可表现为咽喉肿痛，但在此证中描述的却是项肿咽痛，要比一般的咽喉肿痛要重，单纯用银翘散治项肿咽痛力量较弱，在银翘散方的基础上加入马勃、玄参以清热利咽解毒，效果更好，故此题正确答案选C不选D。

20. 发热，咳嗽，时喘，咳痰黏稠不爽，汗出，烦渴，胸闷，胸痛，舌红，苔黄，脉数。其辨证为（　　）

A. 痰热壅肺　　B. 痰热结胸　　C. 暑伤肺络

D. 燥热伤肺　　E. 肺热壅盛

【正确答案】E　　【易错答案】A

【答案分析】发热、咳嗽、时喘，说明病在肺，结合口渴、舌红、苔黄、脉数，可诊为肺热壅盛、肺气失宣，故E答案正确。A答案痰热壅肺，是痰和热两种病理因素阻滞于肺。从所给的题干中，有咳痰黏稠不爽症状，并未说明有痰多、苔腻、脉滑病理。肺热本身也可出现咳痰不爽，故A答案容易错答。痰热结胸病变部位在胃脘，并无咳嗽、喘症。燥热伤肺，虽也有发热、咳嗽、喘，但舌脉不支持。暑伤肺络在咳喘的同时往往有咯血等。

21. 患者症见：发热，微恶风寒，头痛少汗，咳嗽少痰，咽干鼻燥，口微渴，苔薄白而燥，

舌边尖红，右脉数大。其最佳选方为（　　）

A. 银翘散　　B. 桑菊饮　　C. 桑杏汤

D. 清燥救肺汤　　E. 翘荷汤

【正确答案】C　　【易错答案】B

【答案分析】本证为秋燥病之燥犯肺卫证。出现咳嗽少痰，咽干鼻燥，均提示燥热伤津严重，故选用桑杏汤辛凉甘润、轻透肺卫。桑杏汤虽与桑菊饮均属于辛凉轻剂，但桑菊饮适应于风温病之邪袭肺卫证，无明显口鼻唇咽干燥之征象；故桑菊饮较之桑杏汤少了润燥药，此处只能选择桑杏汤。

22. 温病身热，干咳无痰或少痰，甚则痰中带血，气逆而喘，胸满胁痛，咽干鼻燥，心烦口渴，少气乏力，舌边尖红赤，苔薄白而干。治疗选方是（　　）

A. 清燥救肺汤　　B. 桑杏汤　　C. 桑菊饮

D. 生脉散　　E. 竹叶石膏汤

【正确答案】A　　【易错答案】B

【答案分析】此证为秋燥病之燥热犯肺证，出现身热，干咳无痰或少痰，甚则痰中带血，气逆而喘，胸满胁痛，咽干鼻燥，心烦口渴，少气乏力，均提示病机为燥热盛而气阴两伤。故应治以清燥救肺汤，清肺润燥、养阴益气。桑杏汤用于秋燥病之燥犯肺卫而未见明显气阴耗伤之征象，故选桑杏汤错误。

23. 下列哪项不是清燥救肺汤的组成药物（　　）

A. 人参、甘草、枇杷叶　　B. 石膏、桑叶　　C. 杏仁、麦冬

D. 阿胶、胡麻仁　　E. 黄芩、百部

【正确答案】E　　【易错答案】D

【答案分析】清燥救肺汤适应于秋燥病之燥热犯肺证，病机是燥热盛而气阴两伤。故方中石膏、桑叶清宣肺热；麦冬养阴润燥生津，杏仁润肺、降气止咳平喘；枇杷叶降肺气，人参、甘草补益肺气；阿胶、胡麻仁润燥。方中无黄芩与百部，故正确答案为E。

24. 清燥救肺汤所治病证的病机是（　　）

A. 燥热壅肺，损伤气阴　　B. 燥热壅肺，损伤肺阴　　C. 燥热壅肺，损伤肺气

D. 燥热壅肺，真阴耗竭　　E. 燥热犯卫，入里化热

【正确答案】A　　【易错答案】B或C

【答案分析】清燥救肺汤适应于秋燥病之燥热犯肺证，是燥热邪气由肺卫进入肺脏的气分证，病机是燥热盛而气阴两伤，是以燥热盛为主，但肺阴、肺气已伤的病变。B或C描述不完整。

25. 燥热化火，上犯清窍，症见发热，清窍干燥，耳鸣，目赤，苔薄黄而燥，宜选方剂（　　）

A. 桑杏汤　　B. 桑菊饮　　C. 清燥救肺汤

D. 翘荷汤　　E. 银翘散

【正确答案】D　　【易错答案】A

【答案分析】翘荷汤用于秋燥病燥干清窍证以轻清宣透上焦燥热，以耳鸣、目赤、清窍干燥征象为主。而桑杏汤用于秋燥病邪犯肺卫以辛凉甘润、轻透肺卫，以发热、微恶风寒、干咳少痰、咽干鼻燥等症为主。

26. 阳明热炽证的治法是（　　）

A. 辛寒清热　　B. 清热泄火　　C. 苦寒清热

D. 苦寒攻下　　E. 清热解毒

【正确答案】A　　【易错答案】E

【答案分析】阳明热炽属无形热盛，显然清热是其大法。上述所给答案中皆有清热之意。B、C、E 答案中的清热泄火、苦寒清热、清热解毒三法多是指用苦寒药物，用于治疗火毒病理，而风温中热入阳明属一般无形热邪，虽有壮热、大汗出、大渴、脉洪大等实热现象，也不可使用苦寒药物直清其热，易于苦燥伤阴。无形热盛当用辛寒清热之法，并注意保津，白虎汤是其代表方。故正确答案为 A。E 答案体现了有些中医见热就清热解毒的错误治法，如果不理解温病中清热之法则，容易错答为 E。

27. 一患者，身热，咳嗽，胸闷，肌肤红疹，舌质红，脉数。其最佳选方是（　　）

A. 桑菊饮去薄荷、苇根，加麦冬、生地、玉竹、丹皮

B. 银翘散去荆芥、豆豉，加白茅根、侧柏炭、栀子炭

C. 银翘散加生地、丹皮、赤芍、麦冬

D. 银翘散去豆豉，加生地、丹皮、大青叶、玄参

E. 银翘散去豆豉，加细生地、丹皮、大青叶、倍玄参

【正确答案】E　　【易错答案】C

【答案分析】身热、咳嗽、胸闷、舌质红、脉数，为气分热邪壅肺。肌肤红疹代表有出血现象，但是疹不是斑，说明病在营分。综合判断当为风温病肺热波及营分。所给答案中皆有治疗肺热发疹作用，但最佳答案为 E，选吴鞠通《温病条辨》中银翘散去豆豉，加细生地、丹皮、大青叶、倍玄参方。答案 D 少了“倍”字，无此方名。答案 C 是吴鞠通治疗伏暑病初起的用方，在此选用不合适。A、B 答案属一般临床加减用方，不属最佳答案。

28. 患者症见：身热不已，口苦而渴，干呕心烦，小便短赤，胸胁不舒，舌红苔黄，脉象弦数。其病机为（　　）

A. 热郁胸膈　　B. 邪留三焦　　C. 热灼胸膈

D. 热郁少阳胆腑　　E. 热炽津伤

【正确答案】D　　【易错答案】B

【答案分析】身热为热郁于里之象；口渴、小便短赤为热盛伤津表现；口苦、心烦乃胆火上扰；胆热犯胃则见干呕；热郁胆腑，经脉不畅则胸胁不舒；舌红苔黄、脉弦数均为热郁胆腑之象。故本证为热郁少阳胆腑，正确答案为 D。

29. 患者症见：身热不已，烦躁不安，胸膈灼热如焚，唇焦咽燥，口渴或便秘，舌红苔黄，

脉滑数。其最佳选方是（　　）

A. 宣白承气汤　　B. 导赤承气汤　　C. 凉膈散

D. 调胃承气汤　　E. 白虎汤

【正确答案】C　　【易错答案】D或E

【答案分析】本证里热炽盛则见身热不已；热扰心神则见烦躁不安；胸膈灼热如焚为热灼胸膈之象；热盛伤津则见唇焦、咽燥、口渴；热灼胸膈，腑气不通，或致便秘；舌红苔黄、脉滑数为里热炽盛之征象。所以选用凉膈散清泄膈热，方中以薄荷、连翘、竹叶清凉宣透热邪；黄芩、栀子苦寒，里清热邪；大黄、芒硝、甘草，即调胃承气汤，从大肠泄热，“以泻代清”，使热邪从下而出；栀子、竹叶导热从小便而出。所以凉膈散从里清、向外透、向下导，三个渠道给热邪找出路来清泄膈热，故选调胃承气汤或白虎汤，作用均太单一。

30. 患者症见：壮热，汗多，面赤，烦渴欲凉饮，背微恶寒，舌红苔黄，脉洪大而有力。其最佳选方是（　　）

A. 白虎汤　　B. 白虎加苍术汤　　C. 白虎加人参汤

D. 白虎汤加金银花、鱼腥草　　E. 白虎加生地汤

【正确答案】A　　【易错答案】C

【答案分析】所给答案中皆是白虎汤类方或加减方，所治证皆有阳明热盛，符合题干中所给的壮热、汗多、口渴等症状。舌红、苔黄、脉洪大有力，为热入阳明，正邪抗争，津气损伤不重，故正确答案选A。白虎加人参汤适用于津气两伤的脉芤，白虎加苍术汤适用于阳明热盛又兼太阴脾湿，此处舌苔及症状不扶持。答案D、E属一般加减用方，也不符合题中病机。

31. 患者症见：壮热，汗多，面赤，烦渴欲凉饮，背微恶寒，舌红苔黄燥，脉洪大而芤。其最佳选方是（　　）

A. 白虎汤　　B. 白虎加苍术汤　　C. 白虎加人参汤

D. 白虎汤加金银花、鱼腥草　　E. 白虎加生地汤

【正确答案】C　　【易错答案】A

【答案分析】此证在壮热、汗多、面赤口渴的基础上出现背微恶寒、脉洪大而芤，说明暑热炽盛，汗多津气耗伤过甚，所以应在白虎汤清泄阳明暑热基础上加人参以益气生津，故正确答案为C。

32. 暑温，身热，心烦溺黄，口渴自汗，气短而促，肢倦神疲，苔黄干燥，脉虚无力。其病机是（　　）

A. 暑热亢盛，津液耗伤　　B. 暑热未退，津气俱伤　　C. 暑热虽去，津气欲脱

D. 阳明暑热，太阴湿困　　E. 以上均不是

【正确答案】B　　【易错答案】C

【答案分析】暑热炽盛则身热，心烦溺黄；暑热炽盛，迫津外泄，汗多伤津耗气则口渴、肢倦神疲、脉虚无力。此证为暑热仍在，津气俱伤。

33. 身热，烦渴溺黄，自汗，肢倦神疲，舌红苔黄燥，脉虚无力。其最佳选方是（　　）

A. 白虎加人参汤　　B. 连梅汤　　C. 王氏清暑益气汤
D. 生脉散　　E. 以上均不宜

【正确答案】C　　【易错答案】A

【答案分析】此证为暑热未退、津气俱伤，治疗选择王氏清暑益气汤以清热涤暑与益气生津并施。白虎加人参汤亦为清热涤暑、益气生津之剂，但其适应于暑入阳明、暑热较盛而津气耗伤较轻之证，清暑泄热之力较强；本证暑热较轻而津气耗伤较甚，出现肢倦神疲、脉虚无力等症，宜用王氏清暑益气汤，因王氏清暑益气汤较之白虎加人参汤清泄暑热之力较弱但养阴生津益气之力较强。故正确答案为C。

34. 日晡潮热，时有谵语，大便秘结或纯利稀水，恶臭异常，腹胀硬痛，舌苔焦燥或起刺，脉沉有力。其最佳选方是（　　）

A. 枳实导滞汤　　B. 葛根芩连汤　　C. 调胃承气汤
D. 牛黄承气汤　　E. 黄芩汤

【正确答案】C　　【易错答案】D

【答案分析】日晡潮热，大便秘结，腹胀硬痛，结合舌苔焦燥或起刺，脉沉有力，此为阳明热结证，温病中调胃承气汤是其正确选方，故C答案正确。患者阳明腑实证的同时又出现谵语，很容易错选为牛黄承气汤。牛黄承气汤是治疗热入心包兼阳明腑实，虽也可表现为谵语，但未有语言蹇涩、舌绛等热入心包现象。枳实导滞汤、葛根芩连汤、黄芩汤三方都可治疗热利，所给症状中也有纯利稀水，似热利，但此处纯利稀水，为阳明腑实导致的热结旁流，泄下物必恶臭异常，三方皆不是其治疗适应证。

35. 身热，腹满便秘，口干咽燥唇裂，倦怠少气，肢体颤动，苔黄燥或焦黑，脉沉弱。其病机是（　　）

A. 阳明腑实　　B. 阳明腑实兼阴液亏损　　C. 阳明腑实兼气液两虚
D. 阳明腑实兼小肠热盛　　E. 阳明腑实兼气虚

【正确答案】C　　【易错答案】B

【答案分析】身热、腹满、便秘为热结肠腑之象；口干、咽燥、唇裂为阴液损伤严重之象；倦怠少气、脉弱说明气的损伤亦重；阴液大亏而致肝阴不足、筋脉失养，可见四肢震颤抽搐；肠腑燥热太盛而阴液大伤，所以舌苔黄燥或焦黑。此证是在阳明腑实基础上又出现严重的气阴两虚，故正确答案为C。

36. 身热，口燥咽干，大便秘结，倦怠少气，撮空摸床，肢体震颤，目不了了，苔焦黑，脉沉细。其最佳选方是（　　）

A. 增液汤　　B. 调胃承气汤　　C. 新加黄龙汤
D. 增液承气汤　　E. 导赤承气汤

【正确答案】C　　【易错答案】D

【答案分析】身热、腹满、便秘为热结肠腑之象；口干、咽燥、唇裂为阴液损伤严重之象；

倦怠少气、脉弱说明气的损伤亦重；燥屎内结，气阴两伤，浊热上扰心神，可出现撮空摸床、目不了了的神志失常症状；阴液大亏而致肝阴不足、筋脉失养，可见四肢震颤抽搐；肠腑燥热太盛而阴液大伤，所以舌苔黄燥或焦黑。此证是在阳明腑实基础上又出现严重的气阴两虚证，方宜选新加黄龙汤。方中硝黄草攻下热结；生地、麦冬、玄参、海参滋阴增液；人参大补元气；当归行血中之气；姜汁鼓舞胃气，调畅气机。全方有攻下热结、补益气阴之功，故正确答案为C。

37. 身热，口干唇裂，腹满便秘，小便短少，舌苔焦燥，脉沉细。其治法是（　　）

A. 急下存阴　　B. 滋阴攻下　　C. 增液润下
D. 导滞通下　　E. 苦寒攻下

【正确答案】B　　【易错答案】C

【答案分析】身热、腹满、便秘为热结肠腑之象；口干咽燥唇裂是阴伤征兆；燥热盛而阴液大伤，所以舌苔焦燥、脉沉细。故本证为肠腑热结，阴液大亏证，治疗则应滋阴通下。故正确答案为B。

38. 温病阳明热结兼阴液亏虚证，宜选用（　　）

A. 大承气汤　　B. 小陷胸加枳实汤　　C. 增液承气汤
D. 枳实导滞汤　　E. 增液汤

【正确答案】C　　【易错答案】E

【答案分析】温病阳明腑实兼阴液亏虚证，既应攻下阳明腑实又应滋养阴液，方宜选增液承气汤，单纯滋阴或单纯通下均不能解决问题，故应以滋阴与通下同用。

39. 患者症见：身热，腹满便秘，烦渴，小便短赤，涓滴不畅、疼痛。其最佳选方是（　　）

A. 大承气汤　　B. 枳实导滞汤　　C. 解毒承气汤
D. 导赤承气汤　　E. 桃仁承气汤

【正确答案】D　　【易错答案】A

【答案分析】本证身热、腹满、便秘为热结肠腑之象；热盛伤津则烦渴；小肠火腑热盛则小便涓滴不畅、溺时疼痛、尿色红赤。所以本证为肠腑热结、小肠热盛，单纯用攻下腑实法则下之不通，因为不仅大肠燥热，而且小肠热盛，下移膀胱，不清泄火腑小肠之热，则小肠之热也可影响到大肠，所以治疗应攻下热结、清泄火腑，以导赤散与调胃承气汤加减而成的导赤承气汤治之。

40. 患者症见：身热神昏，舌蹇肢厥，便秘，腹部按之硬痛，口渴欲饮，饮不解渴，舌绛苔黄燥少津，脉沉滑实。其最佳选方是（　　）

A. 大承气汤　　B. 小承气汤　　C. 增液承气汤
D. 调胃承气汤　　E. 牛黄承气汤

【正确答案】E　　【易错答案】A

【答案分析】此题考点为吴鞠通“五承气汤”的牛黄承气汤。身热神昏，舌蹇肢厥，为热入心包。便秘，腹部按之硬痛，口渴欲饮，饮不解渴为阳明腑实。此为心肠同病，牛黄承气汤以安宫牛黄丸清心包热，大黄粉泻肠胃热结。大、小、调胃承气汤多应用于单纯阳明腑实证，增液承气汤用于肠中热结，又兼津液亏损证。

41. 燥热伤肺，肺津不布，燥干肠液，传导失司而成的肺燥肠闭证，其最佳选方是（　　）

A. 增液汤　　B. 五仁橘皮汤　　C. 清燥救肺汤

D. 调胃承气汤　　E. 沙参麦冬汤

【正确答案】B　　【易错答案】D

【答案分析】本证与阳明腑实证均有便秘，故可能会误选D，实则两证病机不同。本证便秘由肺燥不能布化津液所致，故无腹痛拒按、舌苔焦燥等症，且伴咳嗽多痰等肺经病变。两证在病位上有肺肠同病与单纯在肠之异，病情上有轻重之差异。

42. 痰热阻肺，腑有热结证选用的方剂是（　　）

A. 调胃承气汤　　B. 导赤承气汤　　C. 桃仁承气汤

D. 宣白承气汤　　E. 麻杏石甘汤

【正确答案】D　　【易错答案】E

【答案分析】痰热阻肺病变部位在肺，腑有热结病变部位在肠，是肺肠同病证。治疗上应该肺肠同治，所给的答案中有治肺、治肠、肺肠同治方剂，应审察选择。A答案调胃承气汤是治肠中热结，E答案麻杏石甘汤是治肺热证，此两方为单一脏腑发病用方。B答案导赤承气汤、D答案宣白承气汤属于两个脏腑同治方，导赤承气汤因有导赤散方剂的组成，故适应于小肠热盛、阳明热结证。宣白承气汤方中有宣白二字，宣白即是宣肺，适应于肺肠同病证，为正确答案。C答案桃仁承气汤适应于瘀热互结下焦证，可以排除。本题如果只看到痰热阻肺，很容易错选为答案E麻杏石甘汤，因为麻杏石甘汤是大家熟知常用的方剂。

43. 男性，27岁，身热，下利稀便三日，色黄秽臭，肛门灼热，咳嗽，胸脘烦热，腹痛，口渴，苔黄，脉数。其最佳选方是（　　）

A. 三仁汤　　B. 葛根芩连汤　　C. 黄芩汤

D. 阿胶黄芩汤　　E. 白头翁汤

【正确答案】B　　【易错答案】A

【答案分析】所给的备选答案都有治疗泄泻的作用。泄下物色黄热臭，肛门灼热，舌红，苔黄，脉数，诊断为热泄。葛根芩连汤、黄芩汤、白头翁汤皆有治热泄的特点，结合表现中又有咳嗽，病程三天，最佳选方为B。三仁汤也可治疗湿热泄泻，其泄下物多为清水稀便，苔白腻，脉濡缓，病机上湿邪较重，而葛根芩连汤为湿热泄泻，故不选A。

44. 下列哪项是牛黄承气汤中的药物（　　）

A. 安宫牛黄丸　　B. 紫雪丹　　C. 至宝丹

D. 石膏、连翘　　E. 芒硝、厚朴

【正确答案】A　　【易错答案】E

【答案分析】牛黄承气汤是治疗热入心包兼阳明腑实证的方剂。组方体现了既清心包热又泻肠腑热的配伍思想。清心包热的代表方是安宫牛黄丸，泻肠腑热的代表方或药物是承气汤或大黄、芒硝等泻下药类，故A、E答案可以考虑。但E答案是芒硝、厚朴，而牛黄承气汤中的承气方药只有一味大黄，故E答案错误，正确答案为A。紫雪丹、至宝丹也为清心热“三宝”，但不是牛黄承气汤的成分。E答案是一般清热药，故不选。

45. 壮热，口渴，烦躁，头痛，肌肤发斑，吐血便血，舌绛苔黄燥，脉数。其辨证为（　　）

A. 气营两燔　　B. 气血两燔　　C. 卫气同病

D. 热入血分　　E. 卫营同病

【正确答案】B　　【易错答案】D

【答案分析】单纯血分证可见高热、躁扰昏狂、谵妄以及各部位出血的见症，但是口不渴，舌质紫绛而无苔。如果同时见口渴，舌上有黄燥苔，说明血热已盛而气分证未罢，是热邪由气分窜入血分而形成的气血两燔证候。

46. 桃仁承气汤主治证的病机为（　　）

A. 热入心包，兼阳明腑实　　B. 阳明腑实兼阴液不足　　C. 热与血结，瘀蓄下焦

D. 阳明腑实兼小肠热盛　　E. 瘀血阻滞，热入心包

【正确答案】C　　【易错答案】E

【答案分析】桃仁承气汤中取大黄、芒硝以泄热软结、通其瘀结；丹皮、赤芍、桃仁以清热凉血、活血祛瘀；当归，以养血活血。此方应用于春温病病变过程中，由于热邪深入下焦血脉，消耗血中津液，使血液黏稠成瘀，瘀热蓄结于下焦血脉之中而形成的热与血结证。

47. 患者高热，头痛头胀，烦渴，手足躁扰，甚则狂乱，神昏痉厥，手足抽搐，颈项强直，舌红（或绛）苔黄，脉弦数。其最佳选方是（　　）

A. 大定风珠　　B. 安宫牛黄丸　　C. 清宫汤

D. 羚角钩藤汤　　E. 三甲复脉汤

【正确答案】D　　【易错答案】A或E

【答案分析】本证高热、烦渴为热盛伤津之象；热邪扰乱心神则狂乱甚则神昏；热炽筋挛，肝风内动则手足躁扰、痉厥，或颈项强直、角弓反张；血热上冲于头，头部血热壅滞，清窍不利则头痛头胀；舌红（或绛）苔黄、脉弦数为热盛动风之象。治疗宜选用羚角钩藤汤以清热凉肝息风，大定风珠与三甲复脉汤均适应于虚风内动证，以滋阴养血、潜阳息风。故本证正确选方应为羚角钩藤汤。

48. 身灼热，躁扰不安，甚至昏狂谵妄，斑疹显露，或斑色紫黑，舌质深绛，脉细数。其最佳选方是（　　）

A. 白虎汤　　B. 竹叶石膏汤　　C. 黄连解毒汤

D. 加减玉女煎　　E. 犀角地黄汤

【正确答案】E　　【易错答案】D

【答案分析】本证为热盛动血证。血热炽盛则见高热灼手；血热内扰心神则躁扰不安，甚至昏狂谵妄；热伤血络，迫血妄行，外溢肌肤则斑疹显露，热盛耗血致瘀则斑色紫黑；舌质深绛，脉细数均为血分热毒炽盛之象。故治疗选用犀角地黄汤清热解毒、凉血散血。选项ABC均为气

分热盛用方，一般不会选错。加减玉女煎为气营两燔主方，用于热盛动血证则病重药轻，不符此证。

49. 下列哪味药物不是犀角地黄汤的组成（　　）

A. 犀角　　B. 地黄　　C. 丹皮

D. 赤芍　　E. 丹参

【正确答案】E　　【易错答案】C

【答案分析】犀角地黄汤原出自《千金要方》，吴鞠通在《温病条辨》里用其凉血散血，适应于温病热邪深入血分，耗血动血。方中犀角清心凉血，解血分热毒；生地凉血养阴；赤芍配丹皮清热凉血、活血散瘀；四药配合，有清热解毒、凉血散血之功。

50. 气营两燔，症见壮热渴饮，心烦躁扰，舌红绛苔黄燥，脉数。治疗选方是（　　）

A. 加减玉女煎　　B. 导赤清心汤　　C. 清瘟败毒饮

D. 化斑汤　　E. 以上都不是

【正确答案】A　　【易错答案】B

【答案分析】本证气分热盛而正气不衰则高热不退；热盛伤津则见口渴；舌苔黄燥、脉数均为气分热盛的标志。舌绛说明气分高热已经损伤营阴，导致血中津液不足而血液黏稠；营热扰心则烦躁不安。所以本证是既有气分热盛，又有营热阴伤的气营两燔证，治疗宜选用加减玉女煎。加减玉女煎是在增液汤，即生地、麦冬、玄参，清营热、养营阴基础上加石膏、知母大清气分热邪，共奏气营两清之功。

51. 身热不甚，日久不退，颧赤，手足心热甚于手足背，咽干齿燥，神倦耳聋，舌干绛，甚则紫暗痿软，脉虚软或结代。其病机是（　　）

A. 肺胃阴伤　　B. 阴虚火炽　　C. 热伤心肾

D. 燥干清窍　　E. 真阴耗竭

【正确答案】E　　【易错答案】B

【答案分析】邪热久羁不退，耗伤肝血肾阴，阴虚有热则低热羁留不退、手足心热甚于手足背；肾阴亏损，津难上承则咽干齿燥；阴精大亏，心神及耳窍失养则神倦耳聋；舌绛干紫暗痿软、脉虚软或结代为肝肾阴竭、脉络凝滞之象。故本证病机为热邪深入下焦，久留不退，耗伤肝血肾精而致真阴大伤的重证。

52. 低热，手足蠕动，形消神倦，肢厥，舌干绛而痿，脉虚弱。其病机是（　　）

A. 热邪久留，肾阴损耗　　B. 肾阴耗损，虚风内动　　C. 热灼营阴，心神被扰

D. 热入血分，耗血动血　　E. 暑伤心肾，阴虚火炽

【正确答案】B　　【易错答案】A

【答案分析】肝肾阴虚，虚热内生则低热；肝肾阴血亏虚，水不涵木，筋脉失于濡养而见手指蠕动；真阴亏耗，心失所养则神倦；肝肾阴亏，津液大亏，血液黏稠凝聚，气血凝滞不通，阳气不达四肢而肢厥；舌干绛而痿、脉虚弱均为肝血肾精亏耗之象。所以此证为肾阴耗伤基础上，水不涵木而致肝风内动。

53. 身热不甚，心烦不得卧，舌红，苔黄或薄黑而干，脉细数。治疗选方是（　　）

A. 连梅汤　　B. 栀子豉汤　　C. 黄连阿胶汤

D. 凉膈散　　E. 白虎汤

【正确答案】C　　【易错答案】A 或 B

【答案分析】本证为春温后期，邪热久羁而灼伤肾阴，心火亢盛之阴虚火炽证。阴虚火炽则身热；心火炎上则心烦不得卧；舌红苔黄或薄黑而干、脉细数为阴虚火炽之象。治疗应选用黄连阿胶汤以清心火、育肾阴。温病过程中热郁胸膈也可发生心烦不寐，治以栀子豉汤，但临床表现无肾阴耗伤之象，与本证可鉴别；暑温中的暑伤心肾证亦可出现心热烦躁，治以连梅汤，但其病机以肾阴亏为重，心火亢旺为轻，临床表现以消渴不已、肢体麻痹为主；而本证心火亢旺与肾阴亏耗并重。故正确答案为 C。

54. 以下不属于黄连阿胶汤的药物是（　　）

A. 黄连、黄芩　　B. 白芍　　C. 鸡子黄

D. 五味子　　E. 阿胶

【正确答案】D　　【易错答案】B

【答案分析】黄连阿胶汤适应于温病后期之阴虚火炽而导致的心肾不交证，有清心滋肾的作用。方药中清心泻火与补肾滋阴的比例各占一半，说明证候虚实并重；方中以黄芩、黄连泻心火，以白芍、阿胶滋肾阴，再用鸡子黄补脾以交通心肾。故正确答案为 D。

55. 用于治疗温病恢复期，阴液亏损，邪伏阴分证。吴鞠通称其有“先入后出之妙”的方剂是（　　）

A. 青蒿鳖甲汤　　B. 竹叶石膏汤　　C. 沙参麦冬汤

D. 增液汤　　E. 益胃汤

【正确答案】A　　【易错答案】B

【答案分析】春温病恢复期，阴液亏损，邪伏阴分证，其病机特点为邪气不重，但是邪气伏留部位深，由于邪气消耗而致正气难以恢复。治疗选用青蒿鳖甲汤以滋阴清热、搜邪透络；该方妙在青蒿、鳖甲的配伍，用鳖甲入肝经，把经络里的余邪搜剔出来，再通过青蒿的清透作用把肝经的热邪透出去，这两味药的配伍，先入后出，正如吴鞠通所言：“本方有先入后出之妙，青蒿不能直入阴分，有鳖甲领之入也；鳖甲不能独出阳分，有青蒿领之出也。”故正确答案为 A。

56. 患者症见：心热烦躁，消渴不已，肢体麻痹，舌红绛，苔薄黄或薄黑而干，脉细数者。治疗宜选用的最佳方剂是（　　）

A. 王氏清暑益气汤　　B. 连梅汤　　C. 黄连阿胶汤

D. 生脉散　　E. 清心凉膈散

【正确答案】B　　【易错答案】C

【答案分析】暑温病后期，余热扰心、心火亢炽、心神不安则心热烦躁；暑热耗伤肾水，肾水亏虚不能上济则见消渴不已；肾阴耗伤，肝阴失养不能濡养筋脉则肢体麻痹；舌红绛，苔薄

黄或薄黑而干，脉细数，均为阴虚里热之征。故本证为暑温病后期，暑热久羁，耗伤肾阴以致水火不济之证，宜选用连梅汤以清心滋肾。黄连阿胶汤，虽然亦适应于心肾不交之证，但方中清心泻火药与补肾滋阴药并重，适用于心火亢盛与肾阴不足的虚实并重证，以心烦不寐之心神症状为主；而连梅汤偏于滋肾阴，以心烦、消渴不已、肢体麻痹等虚证为主。故正确答案为B。

（二）多项选择题

1. 风温病的病变特点是（　　）

A. 初起以肺卫表热证为主　B. 继则易困阻中焦气分　C. 后期易伤肺胃阴液

D. 很少传入心包　E. 易痉厥动风，斑疹吐衄

【正确答案】AC　【易错答案】ACD

【答案分析】风温病属于新感温病，病因为风热，根据风热之邪的致病特点，初起犯肺卫，以表热证为主。风为阳邪，热又伤阴，风热易致上焦、中焦肺胃津液损伤，后期肺胃阴伤明显，故正确答案是A、C。答案B继则困阻中焦气分，是湿热性疾病的传变特点；风热之邪易传入心包；而痉厥动风，斑疹吐衄属于伏气温病春温的传变特点，故B、D、E不正确。

2. “暑病首用辛凉，继用甘寒，再用酸泄酸敛”中相对应的方剂分别是（　　）

A. 首用辛凉指的是白虎汤

B. 继用甘寒指的是沙参麦冬汤

C. 继用甘寒指的是王氏清暑益气汤

D. 再用酸泄指的是连梅汤

E. 再用酸敛指的是生脉散

【正确答案】ACDE　【易错答案】ABDE

【答案分析】暑温初入阳明气分，治宜辛寒清气，选辛凉重剂白虎汤；暑邪进一步发展，耗伤津气，治宜清热涤暑、益气生津，选方宜用甘寒之剂王氏清暑益气汤而非沙参麦冬汤，因为沙参麦冬汤虽为甘寒之剂，但其适用于温病后期邪气不重而主要在于肺胃津亏，作用重在甘寒清养、滋润肺胃而无益气之功。暑热病邪易伤津耗气，王氏清暑益气汤中主取西洋参以补气生津。

3. 秋燥燥热犯卫证，其治法是（　　）

A. 辛凉甘润　B. 清透肺卫　C. 清热解毒

D. 辛温解表　E. 滋养肺胃

【正确答案】AB　【易错答案】C或E

【答案分析】秋燥燥热病邪在肺卫，一般以发热、微恶风寒、干咳等肺卫表热证兼口鼻唇咽津液干燥征象为主，所以治疗时主以桑杏汤辛凉甘润、清透肺卫，属于辛凉清解法，故正确答案为AB，其他均非。

4. 燥热犯卫证与风热袭卫证的不同之处在于前者具有（　　）

A. 咳嗽痰少　B. 咽干　C. 鼻燥

D. 口渴明显　E. 苔薄白而干

【正确答案】ABCDE　　【易错答案】漏选

【答案分析】ABCDE 选项均体现了燥热病邪突出的干燥征象。风热病邪在肺卫证，以发热、微恶风寒、咳嗽为主，口微渴、舌苔薄白欠润、初起津液干燥征象不明显。

5. 王氏清暑益气汤的组成药物有（　　）

A. 西洋参、麦冬、石斛

B. 黄连、知母

C. 竹叶、荷梗、粳米、西瓜翠衣

D. 石膏

E. 五味子

【正确答案】ABC　　【易错答案】ABCD

【答案分析】王氏清暑益气汤适应于暑温病之暑热未退，津气俱伤证，其证以暑伤津气为主。方中选西洋参、石斛、麦冬、甘草、粳米以益气生津；黄连、竹叶、荷梗、西瓜翠衣、知母以清涤暑热；故其作用是以益气生津为主，又兼清热涤暑。

6. 热郁少阳，其治法是（　　）

A. 苦寒清热　　B. 养阴透邪　　C. 宣郁透邪

D. 通腑泄热　　E. 辛温解表

【正确答案】ABC　　【易错答案】AB

【答案分析】热郁少阳胆腑是郁闭之热，里热内郁而不外蒸，所以治疗既要用苦寒泄热药物折热下行，也要用疏利气机药物宣郁透邪，使邪气有外达之机，同时因有热盛伤津趋势，还要养阴生津。故正确答案为 ABC。

7. 宣白承气汤的药物组成有（　　）

A. 石膏　　B. 麻黄　　C. 大黄

D. 杏仁　　E. 瓜蒌皮

【正确答案】ACDE　　【易错答案】BCD

【答案分析】宣白承气汤是治疗痰热阻肺、腑有热结的方子，有四味药组成，瓜蒌皮清化痰热，石膏辛寒清肺热，杏仁宣降肺气，大黄通畅腑气。本题易将答案 B 麻黄选作答案，因为宣白就是宣肺，麻黄有宣肺作用，其实方中没有麻黄，单纯从方名上去理解药物，很容易错答为 BCD。

8. 阳明腑实兼阴液亏损证与阳明腑实兼气液两虚证，临床表现的相同点是（　　）

A. 腹满便秘　　B. 口干、唇裂、咽燥　　C. 倦怠少气

D. 脉沉　　E. 潮热、谵语

【正确答案】ABDE　　【易错答案】ABCDE

【答案分析】阳明腑实兼阴液亏损证与阳明腑实兼气液两虚证，均是在阳明腑实证基础上出现了兼证，均可见阳明腑实之潮热、谵语、腹满便秘、脉沉等症。兼阴液亏损证与兼气液两虚证，

又以阴液亏虚为基础，故口干、唇裂、咽燥等阴液亏虚症状均可出现，独倦怠少气为气虚所见，故正确答案为ABDE。

9. 含有调胃承气汤的方剂有（ ）

A. 凉膈散 B. 新加黄龙汤 C. 桃仁承气汤

D. 加减玉女煎 E. 增液承气汤

【正确答案】AB 【易错答案】ABCDE

【答案分析】桃仁承气汤与增液承气汤中均含有调胃承气汤的主药大黄和芒硝，但无甘草，所以不是调胃承气汤原方。故正确答案为AB。

10. 导赤承气汤的药物组成有（ ）

A. 黄连、黄柏 B. 大黄、芒硝 C. 竹叶、甘草

D. 生地 E. 赤芍

【正确答案】ABDE 【易错答案】ABCDE

【答案分析】导赤承气汤用于春温病之热结肠腑、小肠热盛证，是由导赤散和调胃承气汤加减组合而成，故名导赤承气汤。方中以赤芍、生地凉血养阴，大黄、芒硝攻下大肠热结，黄连、黄柏清泄小肠火热。故正确答案为ABDE。

11. 清营汤的配伍体现了温病中哪些治疗思想（ ）

A. 清热 B. 养阴 C. 活血

D. 透热转气 E. 凉血

【正确答案】ABCDE 【易错答案】漏选

【答案分析】清营汤用于春温病之热灼营阴证，其病机为营热炽盛而营阴耗伤。叶天士提到"入营犹可透热转气"，所以热灼营阴证的治疗大法为清营热、养营阴，佐以透热转气。清营汤中，运用咸寒犀角以清心凉营；苦寒黄连以清心热；生地、玄参、麦冬以清营热且养营阴；丹参凉血活血；竹叶、金银花、连翘轻清宣透、透热转气。全方清热养阴、凉血活血、透热转气，故正确答案为ABCDE。

12. 热与血结证的主要临床表现有（ ）

A. 少腹坚满，按之疼痛 B. 口渴引饮 C. 小便自利

D. 大便色黑，神志如狂 E. 脉沉实而涩

【正确答案】ACDE 【易错答案】ABCDE

【答案分析】春温病病变过程中，热邪深入下焦血脉，消耗血中津液，使血液黏稠成瘀，瘀热蓄结于下焦血脉之中。由于下焦血脉瘀阻，气血不通，所以少腹坚满、按之疼痛、便秘色黑；热与血结于下焦，不在膀胱，小便自利；热在血分，热邪蒸腾血中津液，故口干而不欲饮，而非口渴引饮；瘀血阻滞气机，气血闭塞不通，所以脉沉实而涩。所以正确答案为ACDE。

13. 治疗春温病邪留阴分证的方剂，其组成药物有（ ）

A. 青蒿、鳖甲 B. 地骨皮 C. 知母、丹皮

D. 玄参　　E. 生地

【正确答案】ACE　　【易错答案】ABCD

【答案分析】春温病邪留阴分证以夜热早凉、热退无汗、能食形瘦、舌红苔少、脉细数为主症，病机特点为邪气不重，但是邪气伏留部位深，由于邪气消耗而致正气难以恢复。治疗选用青蒿鳖甲汤以滋阴清热、搜邪透络；方中青蒿、鳖甲滋阴透邪，生地滋阴养液，知母清热生津，丹皮凉血散血中余热。故正确答案为ACE。

14. 沙参麦冬汤的组成有（　　）

A. 沙参、麦冬　　B. 玉竹、花粉　　C. 甘草、桑叶

D. 白扁豆　　E. 生地

【正确答案】ABCD　　【易错答案】ABCE

【答案分析】沙参麦冬汤是治疗风温病后期余邪未尽，肺胃阴伤方。具有滋养肺胃、清涤余邪作用，所用养阴药物为甘寒养阴类，但方中未用生地，故E答案排除。肺胃阴伤，必损胃气，故用白扁豆扶助胃气，故正确答案为ABCD。

15. 三甲复脉汤中的“三甲”是指（　　）

A. 穿山甲　　B. 生牡蛎　　C. 生龟板

D. 地鳖虫　　E. 生鳖甲

【正确答案】BCE　　【易错答案】ACE

【答案分析】三甲复脉汤是在加减复脉汤滋阴养液基础上加生牡蛎、生龟板、生鳖甲潜阳息风、宁心安神。适应于春温病之阴虚动风，症见虚风内动兼心中憺憺大动。

16. 加减复脉汤的药物组成是（　　）

A. 炙甘草、麻仁、麦冬、干地黄　　B. 生牡蛎、生龟板、生鳖甲　　C. 生白芍、阿胶

D. 鸡子黄、五味子　　E. 熟地、吴茱萸、茯苓

【正确答案】AC　　【易错答案】D

【答案分析】加减复脉汤用于春温病之真阴亏损证，方由《伤寒论》中炙甘草汤去人参、桂枝、生姜、大枣加白芍而成。吴鞠通在《温病条辨》讲：“在仲景当日，治伤于寒者之结代，自有取于参、桂、姜、枣，复脉中之阳；今治伤于温者之阳亢阴竭，不得再补其阳也。”加减复脉汤，方中白芍、生地、阿胶、麦冬滋养肝肾之阴，炙甘草、麻仁扶正润燥，全方共奏滋阴退热、养阴润燥之功。是治疗温邪深入下焦，肝肾阴伤而呈邪少虚多证的主方。

17. 温病后期，尤其见于暑温后期，余邪未尽，痰瘀滞络，闭阻机窍，症见低热，肢颤拘挛，神呆者，其治疗方法是（　　）

A. 清解余邪　　B. 活血通瘀　　C. 化痰搜络

D. 清心开窍　　E. 化浊开窍

【正确答案】ABC　　【易错答案】ABE

【答案分析】在暑温病的过程中，由于暑热伤津而导致血中津液不足，血液凝聚而形成瘀血；

气分的热邪灼伤津液，是津液凝聚而形成痰，痰与瘀阻塞经络，导致经络不通、机窍阻闭，出现肢颤拘挛、神呆者。治疗应化痰祛瘀、搜剔通络、清解余邪，故正确答案为 ABC。

（三）填空题

1. 风温病的治则是__________。

【正确答案】清泄肺热　　　　　【易错答案】辛凉解表

【答案分析】风温病以初期肺卫证、中期肺热证、后期肺胃阴伤证为特点。肺热病理可以贯穿在风温病的始终，故清泄肺热可做为风温病的一般治法。辛凉解表法只适应于风温病的初期阶段。

2. 春温病的治疗当以__________为原则，并注意养阴透邪。

【正确答案】清泄里热　　　　　【易错答案】解表清里

【答案分析】春温病是伏邪内发的病变，初起就以里热为主，所以总的治疗原则是清泄里热，同时要注意养阴透邪。春温病初起，里热兼卫表证则须在清泄里热的同时加入解表达郁的药物，即解表清里，若无卫表证则清泄里热即可。

3. 秋燥病初、中、末期的治疗大法是上燥治气，__________，下燥治血。

【正确答案】中燥增液　　　　　【易错答案】中燥治液

【答案分析】部分学生对秋燥病初、中、末三期治疗大法掌握不扎实，“上燥治气”及“下燥治血”均用“治”字来描述，故想当然认为“中燥治液”。

4. 秋燥有温燥、凉燥之分，前者治宜__________法，后者治宜温润法。

【正确答案】清润或凉润　　　　【易错答案】滋阴

【答案分析】《素问·至真要大论》提出“燥者濡之”是治疗温燥病的基本原则。即要用甘寒濡润的药物生津、增液以润燥，但清润或凉润之润燥非等同于滋阴。润燥要用甘寒清养的药物，如沙参、麦冬、川贝等生津润燥而不滋腻之品；滋阴是指滋补阴液，包括滋补肾阴，所以滋阴药一般都比较滋腻，如熟地、山萸肉、枸杞子等，过早使用滋腻药反而容易敛邪。

5. 温燥病典型的临床特征是初起除肺卫见证外，必伴__________征象。

【正确答案】口、鼻、唇、咽等津液干燥

【易错答案】发热、恶寒等

【答案分析】审题不仔细或知识掌握不扎实均会出现答非所问情况。发热、恶寒均为肺卫见证，而“燥胜则干”，温燥病之燥热病邪的致病特点最典型的是必见清窍，如口、鼻、唇、咽等干燥征象。

6. 热陷心包证的治疗方剂是__________送服安宫牛黄丸、紫雪丹、至宝丹。

【正确答案】清宫汤　　　　　　【易错答案】清营汤

【答案分析】清宫汤是治疗热陷心包证神昏症较轻者，病情重时需送服“三宝”。清营汤与清宫汤一字之差，同为吴鞠通方剂，清营汤是治疗热入营分方。

7. 甘寒养肺胃之阴的代表方剂是____________。

【正确答案】沙参麦冬汤（或益胃汤）

【易错答案】增液汤

【答案分析】沙参麦冬汤为甘寒药物组成，主治上焦肺阴伤，中焦胃阴伤，是肺胃阴伤的代表方剂。益胃汤也可，但力量及清余热作用不如沙参麦冬汤。

（四）简答题

1. 如何理解张凤逵所说“暑病首用辛凉，继用甘寒，再用酸泄酸敛”一语？

【正确答案】（1）概括了暑温病在气分的治疗大法。（2）暑温初入阳明气分，治宜辛寒清气，选辛凉重剂白虎汤。（3）暑邪进一步发展，耗伤津气，治宜清热涤暑、益气生津，选方王氏清暑益气汤。（4）津气欲脱，治宜益气敛津、扶正固脱，选方用生脉散。（5）暑伤心肾，治宜清心滋肾，选方用连梅汤。

【易错答案】未点明此话概括了暑温病在气分的治疗大法，即遗漏第（1）点；“再用酸泄酸敛”，仅回答其中一方面。

【答案分析】首先应对这句话作概括性说明，此话仅概括了暑温病在气分的治疗大法，再分层次分析每句话的含义，尤其是要分别解释“酸泄”与“酸敛”各自的含义。

2. 试述银翘散的煎服方法。

【正确答案】（1）鲜芦根煎汤，香气大出即取服，勿过煎。（2）频服：病重者约二时一服，日三服，夜一服；轻者三时一服，日二服，夜一服，病不解者作再服。（3）现代煎法，一般是凉水浸泡 30~40 分钟，头煎 10~15 分钟，二煎 10 分钟，根据病情每天分 2~3 次服。

【易错答案】只答煎法，少了服法。

【答案分析】银翘散的煎服法代表了外感病方药的一般煎法，时间不宜太长；银翘散的服法也体现了治疗外感病应根据病情服用的特点，不必拘泥于早上晚上各一次。尤其是夜间服用一次很关键，对于外感病夜间热甚或咳嗽甚等患者，可顿挫热势，截断病情发展之功。

3. 风热邪袭肺卫时如何区别选用银翘散和桑菊饮？

【正确答案】（1）银翘散与桑菊饮均为辛凉解表剂，都可用于风热病邪侵袭肺卫所致的发热、咳嗽、口微渴等证，但二者方剂组成不同，功效和主治各有偏重。（2）银翘散有辛散透表的荆芥、豆豉，故解表之力较胜，称为辛凉平剂，以发热恶寒、无汗或少汗为主症，病变重心偏于卫者，宜选用银翘散。（3）桑菊饮中有杏仁宣降肺气，故宣肺止咳力较强，为辛凉轻剂。病变重心偏于肺而表证较轻，以咳嗽为主证者，宜选用桑菊饮。

【易错答案】缺少对病机深层次的描述，对各自方剂中不同药物的解释不够完善。

【答案分析】先答二者相同处，后答不同处。从各自方的药物不同，分别分析作用的不同，一是偏于发热，一是偏于咳嗽。

4. 肺热壅盛证的临床表现是什么？如何治疗？

【正确答案】（1）肺热壅盛证是风热病邪由卫及气，热壅肺经所致。该证以邪热壅肺，肺气宣降失常为病理特点，属气分证范围。（2）其临床表现是：身热汗出，烦渴，咳喘，或胸闷胸痛，舌红苔黄，脉数等。（3）治宜清热宣肺平喘，方选麻杏石甘汤。（4）若痰多咳嗽，胸痛，加浙贝母、瓜蒌、郁金化痰理气；若咳痰带血，加白茅根、仙鹤草、黑山栀、侧柏叶凉血止血；若咳腥臭脓痰，加芦根、桃仁、冬瓜仁逐瘀排脓。若热毒炽盛者，可加蒲公英、金银花、连翘、鱼腥草以增加清热解毒之力。

【易错答案】缺少肺热壅肺证的病机描述及治疗时的加减用药。

【答案分析】在回答某一证的临床表现时，一般要指出此证的病机特点。有了病机，就知道了症状。对于如何治疗的题目一般要从三个方面回答：一是治法；二是方剂和药物；三是根据病情要有一些加减用药。

5. 暑伤津气的临床表现、治法及代表方药各是什么？

【正确答案】（1）表现：身热心烦，小便色黄，口渴自汗，气短而促，肢倦神疲，苔黄干燥，脉虚无力。（2）治法：清热涤暑，益气生津。（3）方剂：王氏清暑益气汤。（4）药物组成：西洋参，石斛，麦冬，黄连，竹叶，荷梗，知母，甘草，粳米，西瓜翠衣。

【易错答案】回答不完整或回答成白虎加人参汤证。

【答案分析】暑伤津气证属虚实夹杂证，但以津气之虚为主，是虚中夹实证；而白虎加人参汤证是暑热炽盛而津气已伤，实中夹虚证。

6. 写出吴鞠通的五个承气汤方名、适应证及症状。

【正确答案】（1）宣白承气汤，适应证：肺热腑实（或痰热壅肺，腑有热结）。症见：身热，痰涎壅盛，喘促不宁，腹满，便秘，苔黄腻或黄滑，脉右寸实大。（2）牛黄承气汤，适应证：热入心包，兼阳明腑实。症见：身热，神昏，舌謇，肢厥，便秘，腹部按之硬痛，舌绛，苔黄燥，脉数沉实。（3）增液承气汤，适应证：热结液亏。症见身热不退，大便秘结，口干唇裂，舌苔干燥，脉沉细数。（4）导赤承气汤，适应证：阳明腑实，兼小肠热盛。身热，腹满，便秘，小便涓滴不畅，溺时疼痛，尿色红赤，时烦渴，舌红，脉数。（5）桃仁承气汤，适应证：热瘀互结下焦。症见：少腹坚满，按之疼痛，小便自利，大便色黑易下，神志如狂，时清时乱，口干，漱水不欲咽，舌紫绛或有瘀斑，脉细涩。

【易错答案】错误较多者是错答调胃承气汤、大承气汤、小承气汤三方。

【答案分析】吴鞠通五个承气汤方名很有特点，知道了方名基本上就了解作用和适应证，而组成也变得较为简单。每个方中都有两部分病机，产生的症状自然也有两部分，合起来就是该方所治的表现。

7. 安宫牛黄丸、紫雪丹、至宝丹三方作用有何异同？

【正确答案】（1）安宫牛黄丸，紫雪丹，至宝丹三方皆有清热解毒、透络开窍之功，属凉开之剂。（2）安宫牛黄丸长于清热兼能解毒，多用高热昏迷证。（3）紫雪丹长于止痉息风，泻热通便。多用于高热痉厥证。（4）至宝丹则长于芳香辟秽，开窍醒神。多用于窍闭谵语证。

【易错答案】只答不同点，忽略了相同点。

【答案分析】题干中问的是三方的作用异同，不用答组成。先答相同点，后答不同点，不答适应证也可。

8. 热陷心包证是如何形成的？分析其症状产生的机制。

【正确答案】(1)本证多因上焦肺卫证误治、失治，或素体心阴不足，心气素亏，或感邪过重，邪气猖獗，深陷内传，径入心包所致。(2)邪热闭阻于内，故身灼热；阳气不能达于四肢，而肢厥，此热闭愈重，肢厥愈重，即“热深厥亦深，热微厥亦微”；热灼津液为痰，痰热闭窍扰神，故神昏谵语或昏愦不语；痰热阻于心窍，脉络不利，舌体转动不灵，言语不利；热陷心包，热伤营阴，则舌红绛，脉细数。

【易错答案】热陷心包的症状所答不全，对机制的分析不够恰当。

【答案分析】本题两问。热陷心包形成的原因从正气、邪气、治疗三个方面思考。热陷心包的表现可从热、昏、谵、厥、蹇、绛几个字上发挥，并对每一组症状进行恰当的中医机制分析。

9. 黄连阿胶汤、加减复脉汤、三甲复脉汤所治病证有何异同？

【正确答案】(1)相同点：黄连阿胶汤、加减复脉汤、三甲复脉汤三方均可治疗温病后期肾阴损伤证。(2)不同点：黄连阿胶汤证为治温热邪气久羁，上助手少阴心火，下灼足少阴肾水，致使水亏火旺证，属虚实夹杂证，偏于心火亢旺；加减复脉汤证为邪热久羁不退，耗伤肝血肾阴，而呈邪少虚多之证；三甲复脉汤证为肾精肝血耗损，虚风内动。

【易错答案】回答不全面，容易遗漏第(1)点；或者对三者证候病机不熟悉，答非所问。

【答案分析】问三者的异同点，有同有异，学生回答时往往只回答其不同点而遗漏相同点。

10. 青蒿鳖甲汤、竹叶石膏汤证治有何异同？

【正确答案】(1)相同点：二方都可以治疗温病后期阴伤发热，但主治和功效同中有异。(2)不同点：竹叶石膏汤长于清热生津，益气和胃降逆，用于阳明气分证后期，高热虽除，但余邪未净的气阴两伤证；青蒿鳖甲汤擅长养阴透热，清除阴分余邪，用于温病恢复期，阴液亏损，邪伏阴分之证。

【易错答案】回答不全面，容易遗漏第(1)点。

【答案分析】问二者的异同点，有同有异，学生回答时往往只回答其不同点而遗漏相同点。

(六)论述题

1. 如何理解秋燥病的“上燥治气”“中燥增液”“下燥治血”？

【正确答案】(1)是针对秋燥病上、中、下三焦的主要病理变化而提出的邪在不同阶段的治疗大法。(2)秋燥病初期，病在上焦肺。燥热郁闭肺气，燥伤肺之津液，治宜清热宣肺，甘寒滋润。(3)秋燥病中期，病在中焦胃。燥热盛于中焦，灼伤胃肠阴液，治宜在清泄里热的同时，用甘凉濡润之品滋养胃肠的阴液。(4)秋燥病末期，燥热化火深入下焦肝肾。治宜滋养肝肾，填补真阴。

【易错答案】答案不完整，尤其遗漏第(1)点。

【答案分析】首先对秋燥病的治疗大法“上燥治气”“中燥增液”“下燥治血”作概括性说明，再依次分析秋燥病不同阶段的病机特点，病机不同所以决定了不同阶段的治疗大法。

2. 桑杏汤和清燥救肺汤在临床运用上有何异同？

【正确答案】（1）二者都是治疗温热类疾病，尤其是秋燥病常用的方剂，都有宣肺止咳、养阴润燥之功。（2）桑杏汤为辛凉甘润，轻透肺卫之方。用于邪在肺卫，以肺卫表热为主兼津液干燥，病邪浅，病情轻，症见发热，微恶风寒，头痛，少汗，干咳无痰或少而黏，咳嗽，甚则声音嘶哑，咽干鼻燥，口微渴，舌边尖红，苔薄白而燥，右脉数大；清燥救肺汤为清肺泄热、养阴润燥之方。用于邪在气分，肺经燥热化火，耗伤阴液，病较桑杏汤证更为深、重，症见身热，干咳无痰或少痰，甚则痰中带血，气逆而喘，胸满胁痛，鼻咽干燥，心烦口渴，少气乏力，舌边尖红赤，苔薄白燥或薄黄燥，脉数。

【易错答案】仅回答不同点，遗漏相同点。

【答案分析】问二者运用的异同，首先找出二者的相同点，再分析它们的异处。从二方功效、适应证的病机、主症、病情等方面分析二者的不同。

3. 论述春温病的病因病机。

【正确答案】（1）温热病邪是春温病的主要致病因素；阴精素亏，正气不足，则邪气易感而为病。（2）邪气内伏，蕴生内热，自内而发，或新感引发而致病。（3）初起发病有气分、营分之别。发于气分，邪热虽盛，但正气未衰，一般病情相对较轻，可向营分或血分深入；发于营分较重，营阴亏虚，可转出气分也可内陷血分。（4）春温初起虽以里热证为主，每因阴液耗损严重而呈现虚实错杂之候，病至极期，阴伤渐重，甚或出现气阴两伤，或动风，动血，闭窍等病理变化。（5）病至后期，总以虚多邪少为其病理基础。

【易错答案】病因的内因回答容易遗漏；病机演变过程回答不完整。

【答案分析】春温病的病因有外因有内因，尤其是内因阴精素亏，正气不足，是春温病发病的关键；病机演变包括初发特点、发展演变特征以及后期转归。

4. 黄连阿胶汤与连梅汤其证治有何异同？

【正确答案】（1）黄连阿胶汤证与连梅汤证相同点：二者均是热伤肾阴，肾水不足，心火亢盛，水不济火，心肾不交之证。临床表现均有身热、心烦、舌红、苔黄燥、脉细数等症。（2）不同点：黄连阿胶汤证是以心火亢盛为主，以心烦不得卧为主症，治则偏重于降心火，取黄连、黄芩以清邪热、泄心火为主药，阿胶、白芍以滋肝肾、养真阴，鸡子黄以养心而滋肾；连梅汤是以肾水亏损为主。临床表现以消渴不已、麻痹为主症，治则偏重于滋肾水为主兼以清泄心火。药以乌梅与黄连相合，有酸苦泄热之意，配合生地滋肾液，麦冬甘寒滋阴。

【易错答案】回答不完整。

【答案分析】问二者的异同点，应先回答二者的相同点，再从病机、辨证要点、治法、方药方面找出二者的差异。

（七）病历分析题

1. 李某，男，14岁，发热、咳喘3天，于1999年3月12日初诊。患者3天前出现发热微恶寒，口微渴等症，曾自用解热药，效不显。现仍有发热，测体温38℃，汗出热不解，口渴，咳嗽，喘憋，二便正常，舌红苔黄，脉数。

清写出病名、证候类型、治法、方剂、药物、按卫气营血辨为何证、按病证性质分为何类疾病。

【正确答案】

病名：风温。

证候类型：热邪壅肺。

治法：清热宣肺。

方剂：麻杏石甘汤。

药物：麻黄、杏仁、石膏、甘草。

按卫气营血辨为气分证。

按病证性质分为温热类疾病。

【易错答案】误将风温写成风热；病、证、症三者不区分，将证候答成症状；药物写的不全面。

【答案分析】病历分析题一般考教材中的重点及临床上常见的病、证及方药。对于温病中的病历分析，首先要看来诊时的发病季节，如果是春季，一是考虑风温，二是考虑春温。其次，通过患者的主症及次症判断为何病、何证？此患者二月份来诊，起病有发热微恶寒，继则出现咳嗽、喘，结合舌红、苔黄、脉数，可诊断为新感温病风温病，证为邪热壅肺。再次，证型诊断很关键。证诊断正确，其治法、方药一般都能答对。证错，下面的治法、方药可能出错，因此，对证的诊断要结合脉症仔细辨析。

2. 王某，男，35岁，高热4天，鼻衄1日，于2001年4月5日初诊。

患者于4日前突然出现发热、恶寒、头痛，未加注意。继之高热不退，测体温40℃，伴有口渴、烦躁。近2日鼻中出血3次，每次10余毫升，胸部皮肤也有出血斑点。在某西医院曾诊断为“流行性脑脊髓膜炎”，用西药治疗无效，而转入中医求治。现上症俱存，查舌质深绛，苔黄燥，脉数。

请写出病名、证候类型、治法、方药。

【正确答案】

病名：春温病。

证候类型：气血两燔。

治法：气血两清。

方药：化斑汤（石膏、知母、甘草、粳米、犀角、玄参）。

【易错答案】误诊为风温病。

【答案分析】患者初诊时间为春季，初起即见高热不退，首先考虑春温病，排除风温病，因为风温病初起多见肺卫表热证。现患者高热，为气分热邪炽盛；热盛伤津则口渴、苔黄燥；气分高热窜入血分，血热扰心则心烦躁扰；热盛灼伤脉络，迫血妄行则见鼻衄、发斑。该病证为气分热邪窜入血分而气分证仍然未罢的气血两燔证，故治用化斑汤以气血两清。

3. 李某，男，35岁，于2002年7月20日初诊。

患者在野外工作，突感头晕头痛，乏力，测体温40℃，下午壮热，口渴甚，汗出，面红，舌红，苔黄，脉洪大有力。

请写出病名、证候类型、治法、方药。

【正确答案】

病名：暑温病。

证候类型：暑入阳明。

治法：清泄暑热。

方药：白虎汤（石膏、知母、甘草、粳米）。

【易错答案】误诊为风温病或春温病。

【答案分析】由于温病为“四时温病”，其发病有明显的季节性，所以在分析病案题时首先应重视患者的初诊时间，该患者初诊时间为7月20日，所以首先考虑暑温病。暑热炽盛，阳明里热蒸腾于外故壮热；热邪上蒸头目则头痛且晕，面赤；热盛迫津外泄则汗多；热盛伤津则口渴甚，欲凉饮；阳明热盛则舌红苔黄、脉洪大而有力。故选白虎汤以清泄阳明暑热，透邪外达。

4. 邵某，女，46岁，于2003年10月12日初诊。

咳嗽3天。患者3日来咳嗽，呛咳不断，痰黏难咯，入夜尤甚，烦躁口渴喜冷饮。胸透无异常，诊时见口唇干裂，舌质红瘦薄苔薄、黄乏津，脉弦数，无发热恶寒。

请写出病名、证候类型、治法、方药。

【正确答案】

病名：秋燥病（温燥）。

证候类型：燥热伤津，肺气上逆。

治法：甘寒润燥，宣肺止咳。

方药：桑杏汤加生地、麦冬、甘草、天花粉、炙枇杷叶。

【易错答案】误诊为风温病之邪袭肺卫证。

【答案分析】风温病之邪袭肺卫证以发热微恶风寒、咳嗽为主，初起口鼻唇咽干燥、口渴等津液干燥征象不明显；本患者初诊时间为秋季，出现燥咳、少痰甚则呛咳、口渴烦躁、口唇干裂，舌质瘦薄、苔薄黄乏津等一系列津液干燥征象，故诊为温燥病之燥热伤津、肺气上逆。

第九章　湿热类温病

◎ **重点** ◎

不同湿热类温病的病因病机、诊断要点、治疗原则，常见证型的辨证论治

◎ **难点** ◎

湿遏卫气证、湿热阻遏膜原证、湿热酿痰蒙蔽心包证、暑湿积滞搏结肠腑证、暑湿郁阻少阳证的辨证论治。湿热酿痰蒙蔽心包证与温热病热陷心包证的证候辨析

精选习题

扫码获取同步习题

（一）单项选择题

1. 下列哪项不是湿温病的发病特点（　　）

A. 初起多热象不显　　B. 病变过程易困阻清阳　　C. 病变过程易闭郁气机

D. 后期易伤肺胃之阴　　E. 后期可伤阴可伤阳

【正确答案】D　　【易错答案】A

【答案分析】湿温病的病因为湿热病邪，湿与热是一对矛盾，属半阴半阳的邪气，因此，湿热之邪所导致的湿温病也具备阴、阳两个方面，后期伤阴伤阳都可出现。但初起时，多表现为湿重，因而热象不显，由于有湿邪的存在，在病变过程中易困阻清阳、闭郁气机等，故答案D易伤肺胃之阴是错误的。其他答案都属于湿温病的正常病理改变。

2. 伏暑的致病原因是（　　）

A. 温热病邪　　B. 湿热病邪　　C. 燥热病邪

D. 暑湿病邪　　E. 温热时毒

【正确答案】D　　【易错答案】B

【答案分析】伏暑病致病原因为暑湿病邪或暑热病邪，但临床多见暑湿见症，所以其邪以暑湿病邪为主。暑湿病邪致病，临床以暑热见症为主，湿为副，而湿热病邪致病初起以湿邪见症为主，热为副，故暑湿病邪与湿热病邪虽均既有湿又有热，但主次有别，不可混淆。

3. 伏暑的治疗原则中，以下错误的是（　　）

A. 气分证兼表宜解表清暑化湿，营分证兼表宜解表清营

B. 对初起表证的治疗主以辛温解表

C. 表邪已解，暑湿郁于少阳气分，宜清泄少阳、分消湿热

D. 湿热夹滞而郁于肠腑，则需苦辛通降，导滞通便

E. 气分湿热之邪化燥入营血，主以清营凉血

【正确答案】B　　　　【易错答案】E

【答案分析】伏暑病初起必兼表证，但以里湿内蕴气分或里热内郁营分为主，属于表里同病，所以治疗应以清暑化湿或清暑凉营为主，兼以解表透邪。选项 B 中初起表证治疗主以辛温解表错误，故正确答案为 B。

4. 三仁汤和藿朴夏苓汤均能宣化表里之湿，后者适应证为（　　）

A. 表湿偏重，湿邪化热不显者

B. 湿热并重者

C. 湿邪偏重，湿中蕴热者

D. 外有表寒，内有湿滞者

E. 以上均不是

【正确答案】A　　　　【易错答案】C

【答案分析】三仁汤与藿朴夏苓汤均为治疗湿热阻遏卫气证的方剂，有宣化表里之湿的作用，所治的湿热证均属于湿重于热范围。而藿朴夏苓汤用于湿邪偏于卫表而化热不明显者，三仁汤用于湿渐化热、里湿蕴热，表湿较藿朴夏苓汤证稍轻。故正确答案为 A，容易错答为 C。外有表寒，内伤湿滞是新加香薷饮的适应证，可用于湿热并重的方剂较多，如王氏连朴饮、甘露消毒丹等。

5. 恶寒少汗，身热不扬，午后热象较显，头重如裹，身重肢倦，胸闷脘痞，苔白腻，脉濡缓。其正确选方是（　　）

A. 王氏连朴饮　　B. 藿朴夏苓汤　　C. 黄连香薷饮

D. 雷氏宣透膜原法　　E. 新加香薷饮

【正确答案】B　　　　【易错答案】D

【答案分析】苔白腻、脉濡缓，说明湿重，所给答案中只有 B、D 答案符合此病理。恶寒少汗，身热不扬，午后热象较显，头重如裹，身重肢倦等诸症产生的机制为湿邪遏于卫气，偏于表，故 B 答案正确。D 答案雷氏宣透膜原法用于湿重阻于中焦，审证不确切的话，可能误答为 D。A、C、E 答案均是治疗湿热并重的方剂。

6. 湿温病热蒸头胀，呕逆神迷，小便不通，渴不多饮，舌苔白腻，脉濡缓。其辨证是（　　）

A. 湿浊上蒙，泌别失职　　B. 湿热酿痰，蒙蔽心包　　C. 湿阻肠道，传导失司

D. 湿热蕴毒，腑气不通　　E. 阳明腑实，传导失司

【正确答案】A　　　　【易错答案】B

【答案分析】本证因湿浊久困而蒙上流下，湿热郁蒸于上，清阳受阻，清窍被蒙则热蒸头胀，神迷不清；湿浊流于下，泌别失职故小便不通，既有上部头的症状，又有下部小便不通的症状，

故正确答案为A。答案B湿热酿痰，蒙蔽心包，也可见到神志不清等心神的表现，但未有明显的小便不通等，答案B容易出错。答案C也可见到神识昏蒙，表现为大便不通，而答案E、D是混淆答案，皆不正确。

7. 症见发热汗出不解，口渴不欲多饮，脘痞呕恶，心中烦闷，便溏色黄，小便短赤，苔黄腻，脉濡数。其治法是（　　）

A. 辛开苦降，燥湿泄热　　B. 芳香宣化，健脾燥湿　　C. 清热解毒，理气化痰

D. 清热化湿，豁痰开蔽　　E. 清暑化湿，宣通三焦

【正确答案】A　　【易错答案】E

【答案分析】在作答湿热性疾病的题目时，特别要审察题干中所给的舌苔、脉象。本证舌苔黄腻，黄者有热，腻者有湿，代表有湿热的现象，一般是湿热并重，再结合脉象濡数，濡者为湿，数者为热，基本可以辨证为湿热并重。湿热阻于何部位？本证有口渴不欲多饮，脘痞呕恶，便溏色黄为主要表现，可以诊断为湿热阻滞于中焦。故A答案辛开苦降，燥湿泄热正确。如果着眼点在心中烦闷上，很容易错答为E清暑化湿，宣通三焦。

8. 治疗湿温病湿热蕴毒证的代表方剂是（　　）

A. 王氏连朴饮　　B. 甘露消毒丹　　C. 清瘟败毒饮

D. 黄连解毒汤　　E. 三仁汤

【正确答案】B　　【易错答案】D

【答案分析】湿热蕴毒证是湿温病中湿热并重的一种类型，是由湿热日久不解而成毒的一种病理，即湿、热、毒三者因素同时存在。既能清热，又可祛湿，还有解毒作用的方剂当为甘露消毒丹，故B答案正确。黄连解毒汤主要用于火毒病理，祛湿作用弱，因此解毒作用为共识，易错答为D。清瘟败毒饮适应于温热毒邪，不夹湿的病证，三仁汤用于湿重，与题干要求皆不符。

9. 王氏连朴饮所治证候的病机是（　　）

A. 湿热并重，困阻中焦　　B. 湿重于热，困阻中焦　　C. 热重于湿，困阻中焦

D. 湿热交蒸，弥漫三焦　　E. 湿热酿痰，蕴生毒邪

【正确答案】A　　【易错答案】B

【答案分析】王氏连朴饮方是治疗湿热证的有效方剂，因方中有黄连、山栀、芦根清热药，菖蒲、半夏、厚朴祛湿药，因此，本方用于湿热证，尤以湿热并重为最佳病机，故答案A正确。对于湿温中的方剂，学完湿温后，要明确该方所治的病机是湿热并重、湿重于热还是热重于湿，分辨三种情况。

10. “轻法频下”多用于暑湿积滞阻结肠道之证，宜选方是（　　）

A. 调胃承气汤　　B. 枳实导滞汤　　C. 解毒承气汤

D. 保和丸　　E. 小承气汤

【正确答案】B　　【易错答案】D

【答案分析】枳实导滞汤药物的剂量很轻，作用也轻而和缓，属于轻下、缓下，适应于伏暑

病之暑湿积滞阻结肠道证。临床使用枳实导滞汤的时候，如果积滞比较重，大便中所夹的不消化食物残渣多，可以在该方中加保和丸同煎，以增强消食导滞作用，但不能单以保和丸代替枳实导滞汤。

11. 暑湿积滞搏结肠腑，在使用下法时，下列说法错误的是（ ）

A. 当苦寒以猛攻急下

B. 非一次攻下即能邪尽

C. 大便溏为邪未尽，必大便硬，慎不可再攻也

D. 以湿热夹滞之证消失为度

E. 轻法频下

【正确答案】A 【易错答案】C

【答案分析】伏暑病暑湿与积滞互结胃肠道，大便排出困难。但该证不是阳明燥结，肠内不是燥屎而是暑湿夹宿食积滞，不可能一攻而下，所以不能苦寒猛攻急下，要轻下、缓下，反复使用，把胃肠道的暑湿积滞慢慢祛除，直至大便不溏了，表明暑湿尽除了，才可以停下。

12. 症见胸腹灼热，呕恶，便溏不爽，色黄赤如酱，苔黄垢腻，脉滑数。其证候的病机是（ ）

A. 暑湿郁阻少阳 B. 暑湿积滞搏结肠腑 C. 湿热交蒸蕴毒

D. 湿浊困阻中焦 E. 暑湿弥漫三焦

【正确答案】B 【易错答案】A

【答案分析】暑湿积滞蕴结于里，相互交蒸，故发热不退，胸腹灼热；浊气上逆，胃气不降，故恶心欲呕；湿热积滞，交结于肠腑，故大便溏而不爽，色黄热臭；舌红苔黄垢腻，脉滑数为湿热积滞之象。故其病机暑湿夹滞阻结肠腑，若将该证与伏暑病暑湿郁阻少阳相混，则可误选A。

13. 症见寒热似疟，口渴心烦，脘痛，身热午后较甚，入暮尤剧，天明得汗诸症稍减，但胸腹灼热不除，苔黄白而腻，脉弦数。其证候的病机是（ ）

A. 暑湿郁阻少阳 B. 邪阻膜原 C. 湿热交蒸蕴毒

D. 湿浊困阻中焦 E. 暑湿弥漫三焦

【正确答案】A 【易错答案】B

【答案分析】本证之见寒热似疟，湿温病之邪阻膜原和伏暑病之暑湿郁阻少阳均可出现。但湿温病之邪阻膜原病机特点为湿浊重，故寒热似疟而寒甚热微、舌苔白厚腻浊或如积粉；该证暑重湿轻，故不难鉴别，正确答案为A。

14. 湿热酿痰蒙蔽心包，其神志异常的主要特征是（ ）

A. 时清时昧 B. 神昏谵语 C. 昏愦不语

D. 谵妄如狂 E. 表情淡漠

【正确答案】A 【易错答案】E

【答案分析】湿热酿痰蒙蔽心包，是由湿与热两种病理因素蒙扰了心神。因湿邪随着自然界阳热的变化，化湿的能力也会加强或减弱，故其引起的神志异常的特征是神志昏蒙，时清时昧，

正确答案为A。神昏谵语、昏愦不语、谵妄如狂，多属于热陷心包或热闭心包。表情淡漠多指湿热之邪的一般神志症状，不是湿热酿痰蒙蔽心包的主要表现，容易错答为E。

15. 湿温病身热已退，或有低热，脘中微闷，知饥不食，苔薄腻。其治疗选方是（　　）

A. 雷氏芳香化浊法　　B. 薛氏五叶芦根汤　　C. 王氏连朴饮

D. 菖蒲郁金汤　　E. 三仁汤

【正确答案】B　　【易错答案】E

【答案分析】湿温病后期，湿热已解，余热尚存，余邪蒙蔽清阳，胃气不舒，可见低热，脘中微闷，知饥不食，苔薄腻。此证的治疗不可过用清热或祛湿之剂，当需轻清涤除余邪，清热化湿。薛生白《湿热病篇》中鲜荷叶、枇杷叶、藿香叶、薄荷叶、佩兰叶、芦根、冬瓜仁，后人谓之薛氏五叶芦根汤，故选正确答案B。三仁汤多用于湿温病初起湿热阻遏卫气证，雷氏芳香化浊法用于湿重于热阻滞于中焦，王氏连朴饮用于治疗湿热并重阻于中焦，而菖蒲郁金汤治疗湿热酿痰蒙蔽心包证。

（二）多项选择题

1. 属于湿温邪遏卫气证表现的是（　　）

A. 寒甚热微，身痛有汗　　B. 头重如裹　　C. 胸脘痞闷

D. 身热不扬，午后较显　　E. 苔白腻，脉濡缓

【正确答案】BCDE　　【易错答案】ABCE

【答案分析】湿温邪遏卫气证是湿温病中重点内容，从临床表现、治法及治法“三禁”皆需要掌握。此处的邪是指湿热，临床表现有卫分及气分两部分的症状组成，湿温初起时往往表现为明显的湿重于热，故B、C、E答案皆对。答案A容易出错，寒甚热微，身痛有汗往往是湿重阻于膜原的热型，与本题不符，故A答案错误。身热为扬，午后较显也是湿温初起邪遏卫气常见的热型。

2. 湿温主要病变特点有（　　）

A. 起病较缓，病程较长

B. 易于内陷心包，出现上焦痰热闭窍证

C. 以脾胃为主要病变中心

D. 后期多表现为肝肾阴伤

E. 病程中易发生便血

【正确答案】ACE　　【易错答案】ABCE

【答案分析】湿温病的病因是湿热。湿邪重浊黏腻，病程长，起病缓慢，故A答案正确。阳明为水谷之海，太阴为湿土之脏，湿热最易犯脾胃，故C答案正确。湿热之邪若湿邪化燥化火，可内迫营血，出现动血出血，故E答案也正确。后期多表现为肝肾阴伤，一般是温热性疾病的后期出现，如春温病等。易于内陷心包，出现上焦痰热闭窍证，多为风热之邪导致的风温病的病理。故B、D都是错误的。

3. 下列湿温病的诊断要点说法正确的是（　　）

A. 发生于夏秋季节

B. 病程中可出现蒙上流下，上闭下壅，弥漫三焦的变化

C. 以湿热留恋气分阶段的时间较长

D. 发病较缓，传变慢，病程较长

E. 病程中可见到大便下血

【正确答案】ABCDE　　　　【易错答案】ABCD

【答案分析】湿温病程长，后期伤阴又伤阳。若是后期湿邪化燥化火后，动血阴伤可出现大便下血。湿邪发病的一般规律，如病程长，起病缓，长期在气分，夏秋季节多湿热等。综合以上湿温内容，五个备选答案皆正确。

4. 伏暑初起的证型有（　　）

A. 卫气同病　　B. 邪袭肺卫　　C. 热入阳明

D. 郁阻少阳　　E. 卫营同病

【正确答案】AE　　　　【易错答案】D

【答案分析】伏暑病变过程中可见卫气同病、卫营同病、暑湿郁阻少阳、郁阻阳明胃肠等。但本题问的是伏暑病初起的证型，所以只能选 AE，若审题不仔细可误选 D。

5. 初起表里同病，且其里热有在气在营之分的温病是（　　）

A. 风温　　B. 暑温　　C. 湿温

D. 伏暑　　E. 春温

【正确答案】DE　　　　【易错答案】遗漏 E

【答案分析】伏暑与春温均属于伏气温病，均可由外邪引动体内伏邪而内外相引发病，所以初起二者均可见表里同病。因患者体质有别，初起里证有在气在营之分。故正确答案为 DE。

6. 暑湿夹滞而结于胃肠之证，其表现可有（　　）

A. 身热稽留

B. 胸腹灼热不除

C. 便溏不爽，色黄如酱，肛门灼热

D. 舌苔黄腻或垢腻

E. 苔黄燥

【正确答案】ABCD　　　　【易错答案】E

【答案分析】暑湿积滞蕴结于里，相互交蒸，故发热不退，胸腹灼热不除；湿热积滞，交结于肠腑，故大便溏而不爽，色黄如酱，热重于湿故肛门灼热；暑湿和宿食积滞搏结于胃肠道，故其舌苔垢腻或黄腻，无湿浊单热盛则见苔黄燥，故选 E 即为错误。

7. 暑湿夹滞阻结肠道的治疗原则是（　　）

A. 通腑泄热　　B. 清热解毒　　C. 清暑化湿

D. 分消走泄　　E. 导滞通下

【正确答案】CE　　【易错答案】A

【答案分析】伏暑病暑湿与积滞互结胃肠道，相互交蒸，故发热不退、胸腹灼热；浊气上逆、胃气不降，故恶心欲呕；湿热积滞，交结于肠腑，故大便溏而不爽、色黄热臭。应用枳实导滞汤清热化湿、导滞通下。因该证病因有热、湿、宿食积滞、气滞等，故治疗应包括清热、祛湿、消导、行气、通下五个方面，使饮食积滞得以消磨，胃肠暑湿夹滞有外达之路，胃肠蠕动功能得以恢复而病愈。并且其通下应该使用轻法频下而非苦寒通腑泄热，故正确答案为CE，选A错误。

8. 蒿芩清胆汤的药物组成有（　　）

A. 青蒿、黄芩、半夏　　B. 碧玉散　　C. 茯苓、滑石、陈皮

D. 枳壳、竹茹　　E. 栀子、淡豆豉

【正确答案】ABCD　　【易错答案】E

【答案分析】蒿芩清胆汤用于治疗伏暑病之暑湿郁阻少阳证。青蒿、黄芩清泄少阳；半夏、陈皮、枳壳辛开理气；竹茹清热和胃；茯苓、碧玉散（滑石、甘草、青黛）清利湿热。

9. 菖蒲郁金汤的组成药物有（　　）

A. 石菖蒲、连翘　　B. 石菖蒲、半夏　　C. 郁金、陈皮

D. 黄连、黄芩　　E. 郁金、丹皮

【正确答案】AE　　【易错答案】AC

【答案分析】菖蒲郁金汤是治疗湿热酿痰蒙蔽心包的方剂，方中有祛湿之药及清热药物，从所给的答案中，每组都有这两方面的特点。A、B答案有菖蒲药物，二选一。连翘像心，能清心，故A答案正确。C、E都有郁金，考虑到菖蒲郁金汤为治湿热并重方，清热较明显，故E答案中丹皮有明显清热作用，故E答案正确。黄芩、黄连为一般苦寒清热燥湿药，因其太寒凉，不适用于湿热蒙蔽心包，故D答案错误。

（三）判断对错题

1. 湿温病初起邪遏卫气，治疗禁汗、吐、下三法。

【正确答案】错

【答案分析】湿温病初起邪遏卫气，其治疗方法当是芳香辛散，宣表化湿，禁汗、下、润三法，即禁辛温发汗、禁苦寒攻下、禁滋腻养阴。不能说成汗、吐、下，虽是一字之差，但其所表达的意思却截然不同。

2. 湿温病后期可伤心肾之阳。

【正确答案】对

【答案分析】湿温病，若是湿邪较重，湿为阴邪，容易损伤阳气，不仅伤脾阳，后期发展严重者，也完全可伤心肾之阳，出现心悸、水肿等。

3. 湿温常见神志异常，皆属于湿热酿痰蒙蔽心包。

【正确答案】错

【答案分析】湿温病过程中的神志异常有多种病因，不只是湿热酿痰蒙蔽心包，如湿阻肠道，传导失司及湿浊上蒙，泌别失职等皆可出现神志的异常。

4. 湿温余邪未净可用薛氏五叶芦根汤。

【正确答案】对

【答案分析】湿温后期，湿热之邪虽退，但余邪未净，胃气未舒，脾气未醒，治疗时只宜轻清宣化，不可再滥施重剂克伐，薛生白的五叶芦根汤取其极轻清之品，以宣上焦阳气，为正确治疗方剂。

（四）简答题

1. 湿温初起治疗有哪“三禁”？为什么？

【正确答案】湿温病初起的治疗禁辛温发汗、禁苦寒攻下、禁滋腻养阴。误用辛温发汗，则助热动湿，遂致湿热蒸腾上逆，蒙蔽清窍，而见神昏、耳聋、目瞑不欲言；误用苦寒攻下则重伤脾阳，致脾气下陷，洞泄不止；误用柔润滋阴，则致湿邪滞着不化，病情迁延难愈。

【易错答案】只答“三禁”内容，不解释其“三禁”的原因。或即使解释，也思路不明。

【答案分析】答本题时要注意以下两点：一是问的湿温病初起时，注意初起二字；二是对每一禁忌要写出误用的病机及产生的症状。

2. 如何辨别湿热之轻重？

【正确答案】湿偏重者，多身热不扬，头身重痛，便溏，口不渴，苔白腻或白滑，脉濡缓；湿热并重者，发热伴有汗出，脘痞呕恶与心烦口渴并见，苔黄腻，脉濡数；热偏重者，多热势较高，汗出不解，小便短赤，大便秘或下利臭秽，舌红苔黄腻，脉滑数。

【易错答案】热型论述不恰当。

【答案分析】湿热并重及热重于湿两种情况都属于热较明显的证候，此两类可归为一大类，舌苔都表现为黄，脉象都是数；另一大类是湿重，舌苔是白，脉象是缓。二者的辨别从热的程度、口味、二便、舌脉等几个方面鉴别。

3. 伏暑病的概念是什么？应与哪些疾病相鉴别？

【正确答案】（1）伏暑是夏季感受暑湿病邪，伏藏体内，发于晚秋或冬季，临床上具有暑湿见证的急性热病。（2）伏暑主要应与春温、暑温兼湿、湿温等病相鉴别。伏暑与春温虽皆为伏气温病，初起均见里热证，但发病季节不同，其病变性质亦有明显差异。伏暑与暑温兼湿、湿温三者在性质上，虽同属湿热类温病，均有湿热见证，三者在病机、证治方面有其类似之处，但三者发病季节不同，其证候表现亦各有特点。

【易错答案】伏暑病与春温、暑温兼湿、湿温病相鉴别方面，回答不全面。

【答案分析】伏暑病为伏气温病，故应与同为伏气温病的春温病鉴别；伏暑病因为外感暑湿病邪，故应与同属湿热类温病的暑温兼湿、湿温病鉴别。

4. 试述伏暑病的病因病机。

【正确答案】（1）伏暑的病因是暑湿病邪。在夏季感受暑湿病邪，郁伏于体内，未即时发病，至深秋或冬季，由当令时邪触动诱发而成伏暑。（2）初发即见明显的里热证，发于气分者为暑湿证，发于营分者为营热证，并皆有时令之邪诱发出现卫气同病或卫营同病见症。（3）初起见卫气同病者进一步发展多呈气分暑湿证，而初起见卫营同病者进一步发展多呈气营两燔证或气血两燔证。气分暑湿证若从阳化热，亦可深入营分、血分而出现出血、动风等见症。

【易错答案】要点回答不全面，尤其是病机演变方面。

【答案分析】伏暑的发病病因强调内外相引。伏暑初起发于气分或营分的不同，影响了其后的病机演变。

5. 怎样鉴别伏暑与暑温？

【正确答案】（1）二者均为感受暑邪而致病，但暑温系感邪即发，发于正夏之时，为新感温病；伏暑则为感邪内伏，秋冬始发，属于伏气温病。（2）二者初起表现有明显不同，暑温以阳明气分里热为典型表现，见有壮热，口渴汗多，苔黄脉洪等症。伏暑起病则为表里同病，见恶寒发热，头痛口渴，胸闷心烦等症。（3）二者的发展过程，暑温传变迅速，病势较急，易见营血热盛、窍闭动风、津气欲脱等危重证候。伏暑则以暑湿蕴郁气分为特征，表现为寒热起伏，午后转甚，缠绵难解。

【易错答案】要点回答不完整，尤其是第（3）点，二者病机演变过程的区别遗漏。

【答案分析】应从发病季节、感邪是否当时发病、初起临床表现、病机演变等方面进行鉴别。

6. 怎样鉴别伏暑与湿温？

【正确答案】（1）伏暑与湿温在性质上同属湿热类温病，均有湿热症状。但二者发病季节不同，其证候表现亦各有特点。（2）湿温多发于夏末秋初，初起以湿郁卫气分为特征，无显著里热见症，病变过程以脾胃为中心；伏暑发于深秋或冬季，初起虽有表证，但有明显的暑湿内蕴气分，或暑热内舍营分的里热证。故二者不难鉴别。

【易错答案】知识点掌握不扎实，分析不准确。

【答案分析】伏暑与湿温在性质上同属湿热类温病，均有湿热见证。但二者在病机、证治方面有其类似之处，但二病发病季节不同，其证候表现亦各有特点。

7. 伏暑暑湿郁阻少阳证如何进行辨治？

【正确答案】（1）症见：寒热如疟，午后身热加重，入暮加剧，天明得汗诸症稍减，但胸腹灼热始终不除，口渴心烦，脘痞呕恶，舌红苔薄黄而腻，脉弦数。（2）治当清泄少阳、清热化湿，方选蒿芩清胆汤，药物为：青蒿、黄芩清泄少阳；半夏、竹茹、枳壳辛开理气；茯苓、碧玉散清利湿热。

【易错答案】症状表现回答有遗漏，方药功效未分析。

【答案分析】从症状、治法、方药分析方面进行回答。

（五）病例分析题

1. 张某，男性，22 岁。2000 年 8 月 22 日因持续发热一周入院。

患者 8 月 15 日下午因游泳后，感觉疲乏，纳呆，当晚渐见发热，伴有恶寒、头身疼痛，胸闷欲呕，无咽痛、咳嗽等。起病后多次门诊就医，诊为“感冒”，予感冒灵、银翘片等治疗，未见明显好转。近两天来发热日渐增高，以下午及入夜为甚，体温高达 39 ~ 40℃，伴汗出，头重痛，神情倦怠，四肢困重，胸闷脘痞，口干不欲饮，恶心不饥，便溏不爽，日行 2 ~ 3 次，小便黄短。8 月 22 日由门诊拟“高热待查”收入院诊治。接诊时，体温 40℃，余症同前，面色淡黄，舌质红，苔黄浊腻，脉滑数。

请写出病名、证候类型、治法、方剂、药物。

【正确答案】

病名：湿温病。

证候类型：湿热困阻中焦脾胃，湿热并重。

治法：清热化湿。

方剂：王氏连朴饮加味。

药物：黄连、厚朴、半夏、石菖蒲、淡豆豉、芦根、栀子。

【易错答案】把湿温病答成湿热；把湿热困阻中焦脾胃只说成简单的湿热证。

【答案分析】湿温的病因是湿热，湿热与湿温，二者一字之差，要慎重。湿热容易困阻三焦，应判断此时是在上中下三焦的哪一部位，本证为在中焦脾胃，故有明显的胸闷脘痞，口干不欲饮，恶心不饥，便溏不爽，日行 2 ~ 3 次，结合苔黄腻，脉濡数，可以诊断为湿热并重。本病例可分两个阶段考虑，初期发热伴有恶寒、头身疼痛，说明邪气在卫分，又有胸闷欲呕，也有气分的表现，显然初起为邪遏卫气证，随着失治误治的发展，卫分证解除，湿热滞留气分，困阻中焦脾胃。

2. 李某，男，26 岁，2003 年 12 月 13 日初诊。

患者起病恶寒发热，心烦，渴饮，次日恶寒消失，但发热不退，胸腹灼热，汗出热不解，口渴，伴胸闷，恶心欲呕，大便溏而不爽，色黄热臭。舌红苔黄垢腻，脉滑数。

请写出病名、证候类型、治法、方药。

【正确答案】

病名：伏暑病。

证候类型：暑湿夹滞阻结肠道，传导失司。

治法：清热化湿，导滞通下。

方药：枳实导滞汤（枳实、大黄、厚朴、槟榔、黄连、连翘、紫草、木通、神曲、山楂、甘草）。

【易错答案】误诊为湿温病。

【答案分析】患者病发时值秋月，初起里热证候明显，为暑邪内郁，新感诱发，表里同病，故诊为伏暑病之为暑湿与积滞互结，肠道传导失司证。暑湿积滞蕴结于里，相互交蒸，故发热不退，胸腹灼热；浊气上逆，胃气不降，故恶心欲呕；湿热积滞，交结于肠腑，故大便溏而不爽，色黄热臭；舌红苔黄垢腻，脉滑数为湿热积滞之象。伏暑与湿温虽然病邪方面均既有热又有湿，但湿温初起湿邪为主，伏暑初起暑热为主，故二者不难鉴别。

第十章　温毒类温病

◎ 重点 ◎

大头瘟、烂喉痧的病因病机、诊断要点、治疗原则，常见证型的辨证论治

◎ 难点 ◎

烂喉痧的顺逆；毒壅气分证与毒燔气营（血）的辨治区别

精选习题

扫码获取
同步习题

（一）单选题

1. 大头瘟的病因是（　　）

A. 风热时毒　　B. 风热病邪　　C. 温热时毒

D. 湿热时毒　　E. 燥热时毒

【正确答案】A　　【易错答案】B 或 C

【答案分析】大头瘟的病因是外感风热时毒，它的临床表现有风热邪气的特点，故答案误选 B。但风热时毒发病即见头面肿痛且具有传染性，又不同于一般的风热邪气。若将同为温毒病种的烂喉痧与大头瘟相混，则亦可能误选烂喉痧的病因温热时毒。

2. 大头瘟多发生于哪个季节（　　）

A. 冬季　　B. 夏秋季　　C. 春季

D. 秋冬季　　E. 冬春季

【正确答案】E　　【易错答案】A 或 C

【答案分析】风热时毒具有风热病邪的性质，在温暖多风的春季或应寒反暖的冬季容易形成，单选冬季或春季均不全面。

3. 下列不属于大头瘟诊断要点的是（　　）

A. 多发于冬春季　　B. 起病急　　C. 肌肤丹痧

D. 头面红肿　　E. 一般先由鼻旁、面颊肿起，向眼、耳、面部蔓延

【正确答案】C　　【易错答案】A

【答案分析】大头瘟是感受风热时毒所致以头面红赤肿痛为特征的急性外感热病。起病急，多发于冬春季节。肌肤丹痧是烂喉痧的基本特征。

4. 大头瘟的病名首见于（　　）

A.《黄帝内经》　　B.《景岳全书》　　C.《诸病源候论》

D.《脾胃论》　　E.《医门法律》

【正确答案】B　　【易错答案】C

【答案分析】隋代巢元方在《诸病源候论》中论述丹毒病时有类似大头瘟临床表现的描述，但并未明确提出“大头瘟”病名，张景岳在《景岳全书》中首将本病称为“大头瘟”，故正确答案为B。

5. 普济消毒饮是谁所制方（　　）

A. 巢元方　　B. 张景岳　　C. 张子和

D. 李东垣　　E. 吴鞠通

【正确答案】D　　【易错答案】B

【答案分析】普济消毒饮为李东垣所创制，而大头瘟病名是张景岳首先提出，故个别学生认为大头瘟主方普济消毒饮为张景岳所创制而误选B。

6. 烂喉痧的病因是（　　）

A. 风热时毒　　B. 风热病邪　　C. 温热时毒

D. 湿热时毒　　E. 燥热时毒

【正确答案】C　　【易错答案】A

【答案分析】烂喉痧是一种由温毒引起的发热性疾病，其病因属毒类，备选答案中只有B未见“毒”字，可以排除。B答案风热病邪导致风温病。余下的四答案中，A是导致大头瘟的病因，答案D、E属于毒中的一般性质的毒邪，只有答案C符合题干要求。因烂喉痧有喉部糜烂，病位在上，很容易错答为导致大头瘟病的A答案风热时毒。

7. 烂喉痧的基本特征是（　　）

A. 咽喉肿痛糜烂、肌肤丹痧　　B. 发热恶寒、咽喉肿痛　　C. 初起发热恶寒，咳嗽

D. 咽痛、口渴　　E. 以上都不是

【正确答案】A　　【易错答案】B

【答案分析】烂喉痧从病名上看，两个部位有问题，一是咽喉。二是皮肤出血呈现丹痧皮疹，其基本特征也应符合这两个方面，故A答案正确。答案B发热恶寒、咽喉肿痛，是风温病初起的一般特征。答案C、D、E都不符合答案要求。

8. 下列哪个名称不是烂喉痧的别名（　　）

A. 疫喉痧　　B. 疫喉　　C. 疫毒痧

D. 丹痧　　E. 丹毒

【正确答案】E　　【易错答案】B

【答案分析】烂喉痧别名较多，又具传染性，凡上述备选答案中有“疫”字的可以考虑，病变部位在“喉”的也可考虑，故答案A、B、C皆正确。丹痧是皮肤出血红疹，是烂喉痧的别名，

也有此称谓者。答案E丹毒，属于大头瘟病范围，以头面部红肿为特征，不属烂喉痧的别名。

9. 首先明确认识烂喉痧的医家是（ ）

A. 吴鞠通　B. 王孟英　C. 叶天士
D. 陈耕道　E. 余师愚

【正确答案】C　【易错答案】D

【答案分析】清代的医学文献对烂喉痧进行了较明确论述。如叶天士《临证指南医案·疫门》记录了以“喉痛，丹疹，舌如朱，神躁，暮昏”为主症的病案，其表现酷似本病，可以认为是本病首次较可靠的病例记录，故答案C正确。

10. 一患者身热如焚，气粗如促，烦躁口渴，咽痛目赤，头面及两耳上下肿痛，大便秘结，小便热赤短少，舌赤苔黄，脉数。其正确选方是（ ）

A. 宣白承气汤　B. 增液承气汤　C. 普济消毒饮
D. 通圣消毒散　E. 犀角地黄汤

【正确答案】D　【易错答案】A或C

【答案分析】患者肺热壅盛则身热气粗而促，热壅肠腑则大便秘结，与宣白承气汤证相类似，容易误选A。但宣白承气汤的适应证无咽痛目赤，头面及两耳上下肿痛等肿毒特征，故选A错误。普济消毒饮适应于大头瘟之毒壅肺胃而通圣消毒散适应于大头瘟之毒炽肺胃且邪壅肠腑，出现大便秘结，小便热赤短少等症。故本题最佳选方应为通圣消毒散。

11. 普济消毒饮方中配伍柴胡、升麻，主要作用是（ ）

A. 火郁发之　B. 热宜清之　C. 降宜升之
D. 寒宜温之　E. 郁则疏之

【正确答案】A　【易错答案】E

【答案分析】普济消毒饮适应于大头瘟之毒壅肺胃，有疏透清泄、解毒消肿的作用。其中柴胡、升麻的主要作用为透邪、散邪、解毒，有火郁发之之意。

12. 三黄三香散中二香是指什么？

A. 香附、木香　B. 香附、乳香　C. 乳香、木香
D. 乳香、藿香　E. 乳香、没药

【正确答案】E　【易错答案】B

【答案分析】大头瘟之毒壅肺胃治疗时内服普济消毒饮，外敷三黄二香散。三黄二香散由黄连、黄柏、大黄和乳香、没药组成，乳香和没药有活血消肿止痛之作用。掌握住三黄二香散适应证及功效特点，则不难选出E。

13. 烂喉痧初起毒侵肺卫，治疗方法是（ ）

A. 透表泄热，清胃解毒　B. 透表泄热，清咽解毒　C. 透表泄热，凉血解毒
D. 清热消肿，清咽解毒　E. 透表泄热，凉营透疹

【正确答案】B　【易错答案】C

【答案分析】时毒外袭肌表，内侵肺卫为烂喉痧初起病机，治疗宜透表泄热。因病变在咽部，故仍需清咽解毒，答案B正确。本证虽见肌肤丹痧隐约，但其病机是肺胃热毒外窜肌肤而致，故临床治疗时不可误认为是邪陷营血分而滥用清营凉血之品，故C、E答案错误。同时，本证治疗虽以透达热毒为原则，但亦不可过用寒凉，以免有凉遏冰伏之弊，故A、D答案也不符合要求。

14. 患者出现憎寒壮热，咽喉红肿疼痛，甚或溃烂，肌肤丹痧隐隐，舌红赤，苔白乏津，脉浮数。其最佳选方是（　　）

A. 清咽栀豉汤　　B. 余氏清心凉膈散　　C. 凉营清气汤

D. 桔梗汤　　E. 银翘散去豆豉加细生地丹皮大青叶倍元参方

【正确答案】A　　【易错答案】E

【答案分析】本题论述的为烂喉痧的初起表现。时毒外袭肌表，内侵肺卫之证。邪犯肌表，卫表受邪，卫气闭郁，邪正相争，故憎寒发热。初起邪在卫表故见苔白而干。毒侵肺胃，上攻门户咽喉，故见咽喉红肿疼痛，甚则糜烂，但此时咽喉溃烂多不甚。热毒盛于肺卫，扰及营分，窜及血络，则皮肤丹痧隐约。舌红，脉浮数，均为热毒偏盛的征象。所给答案中A较符合要求。答案B余氏清心凉膈散是治疗毒壅气分证方剂。答案C凉营清气汤，是治疗该病毒燔气营血的方剂，皆不正确。桔梗汤力量较弱。银翘散去豆豉加细生地丹皮大青叶倍元参方为治疗风温或春温的气分热盛波及营分或卫营同病者，不适合此证。

15. 症见壮热烦躁，口渴引饮，咽喉红肿糜烂，肌肤丹痧显露，舌红赤有珠，苔黄燥，脉洪数等。其首选的方剂是（　　）

A. 凉营清气汤　　B. 余氏清心凉膈散　　C. 清瘟败毒饮

D. 加减玉女煎　　E. 黄连解毒汤

【正确答案】B　　【易错答案】A

【答案分析】题干中所给出的临床表现系表邪已解，热毒壅结肺胃气分证的一组症状。壮热，烦渴，舌红赤有珠，苔黄燥，脉洪数，为气分热盛，正邪抗争，里热阴伤所致。热毒壅结，气血不畅，膜败肉腐，则见咽喉红肿糜烂。肌肤丹痧显露为热毒外窜血络之象。清气解毒是其治疗大法，答案B余氏清心凉膈散是正确选择，故选B答案。因本证也有肌肤丹痧显露的营血分症状，故很易误诊为A答案。

16. 下列症状不属于烂喉痧余毒未尽，肺胃阴伤证的是（　　）

A. 咽喉肿痛糜烂　　B. 午后身热　　C. 身酸痛

D. 皮肤脱屑　　E. 舌红而干

【正确答案】C　　【易错答案】A

【答案分析】烂喉痧恢复期热毒已衰退。余邪未净，肺胃阴伤未复，故有壮热除，午后低热持续及咽喉轻度糜烂等症。肺胃阴伤故见口干唇燥，皮肤干燥、脱屑等症。舌红而干、脉细数等，均系余毒未尽阴津耗损征象。唯有C答案身酸痛，代表卫分受邪郁后出现，多在初期时伴随。

（二）多项选择题

1. 大头瘟的治疗原则是（　　）

A. 疏风透邪　　B. 解毒散结　　C. 清热解毒

D. 辛温发汗　　E. 滋养胃阴

【正确答案】ABC　　【易错答案】E

【答案分析】大头瘟为风热时毒壅结气血所致，故疏风透邪、清热、解毒散结为本病的治疗原则。

2. 大头瘟的表现有（　　）

A. 憎寒发热　　B. 咽喉疼痛　　C. 头面红肿

D. 脉数　　E. 斑疹密布

【正确答案】ABCD　　【易错答案】ABCDE

【答案分析】大头瘟除憎寒发热、脉数等症外，其基本特征以头面红肿或咽喉疼痛为主。一般无斑疹密布等症，而和它同为温毒病种的烂喉痧可见肌肤丹痧密布。

3. 普济消毒饮所用之药有（　　）

A. 黄连、黄芩　　B. 板蓝根、连翘、马勃、牛蒡子

C. 陈皮、甘草、桔梗　　D. 柴胡、升麻

E. 僵蚕、玄参

【正确答案】ABCDE　　【易错答案】漏选 D

【答案分析】因为对普济消毒饮的运用，清代温病学家吴鞠通有不同的看法。吴鞠通认为柴胡、升麻是升提发散药，而大头瘟是外感风热时毒，毒邪上攻头面的病变，如果再用升药就容易使上部的热毒加重，所以主张去掉柴胡、升麻。受到吴鞠通说法的影响，个别学生答题时会遗漏选项 D。但是柴胡、升麻不仅有升提作用，同时还有透邪、散邪、解毒的功效，而且和黄芩、黄连、板蓝根等苦降药同用，相辅相成，不会产生吴鞠通所说的弊病，所以临床使用中不必去掉柴胡、升麻二药。

4. 大头瘟的别名有（　　）

A. 大头伤寒　　B. 伏暑　　C. 大头病

D. 大头风　　E. 风温

【正确答案】ACD　　【易错答案】漏选 A 或 D

【答案分析】金代刘河间在《素问病机气宜保命集》中称大头瘟为“大头病”，且将本病列专篇论述；清代俞震在《古今医案按》记载“大头伤寒”，用普济消毒饮治疗活人无数；清代俞根初在《通俗伤寒论》中又把大头瘟称为“大头风”。故正确答案为 ACD。

5. 烂喉痧临床症状有（　　）

A. 急性发热　　B. 咽喉肿痛糜烂　　C. 肌肤丹痧密布
D. 苔白腻、脉濡缓　　E. 舌焦紫起刺如杨梅
【正确答案】ABCE　　【易错答案】ABC

【答案分析】本病病因为时毒病邪中的温热时毒，此邪多形成于冬春季节，既有风热病邪的特点，又具热毒病邪的属性。因此，答案A、B、C、E都为正确选择。答案D苔白腻、脉濡缓，是湿邪致病的典型特征，可排除在外。

6. 烂喉痧与大头瘟在初起症状上的共同点有（　　）
A. 咽喉疼痛　　B. 发热恶寒　　C. 口渴
D. 头面红肿　　E. 肌肤丹痧
【正确答案】BC　　【易错答案】ABC

【答案分析】大头瘟为风热时毒引起的以头面红肿为主要临床表现的温毒性疾病，因此，与烂喉痧一样，都具备温热性质特点，初起发热恶寒，阴液损伤口渴等，故B、C答案正确。答案A、E属于烂喉痧的主要表现，故可排除。

7. 烂喉痧的诊断要点有（　　）
A. 多发于冬春季节　　B. 多有与烂喉痧患者接触史　　C. 咽喉肿痛糜烂
D. 需与白喉、麻疹鉴别　　E. 皮肤丹痧密布
【正确答案】ABCE　　【易错答案】AE

【答案分析】温病为四时温病，诊断要点中一般有季节特点。本病多发生于冬春二季，故A答案正确。烂喉痧具有传染性，有与烂喉痧患者接触史者，要考虑本病，故B答案也正确。该病起病急，初起即有发热，呈持续性壮热，并有咽喉肿痛糜烂、全身不适、纳呆等。多数患者在发病后12～24小时内即出现皮肤丹痧，48小时达高峰，皮疹为弥漫性红色小点，呈鸡皮样，抚摸时似砂纸感，所以CE答案也是诊断该病的主要特征。答案D为鉴别诊断。

8. 烂喉痧的基本病机有（　　）
A. 热毒蕴伏肺胃　　B. 燔灼气营（血）　　C. 内外充斥
D. 余毒伤阴　　E. 肉腐血败
【正确答案】ABC　　【易错答案】ABCD

【答案分析】温热时毒侵入人体，热毒蕴伏肺胃，燔灼气营（血），内外充斥是烂喉痧病的基本病机，故A、B、C答案正确，余毒伤阴是烂喉痧后期的基本病理，而肉腐血败则是肺痈病的基本病理，与本题无关。

（三）名词解释

烂喉痧

【正确答案】是感受温热时毒而引起的，以发热、咽喉肿痛糜烂、肌肤丹痧密布等为主要临床特征的一种急性外感热病。

【易错答案】温热时毒答成温毒或温热病邪。

【答案分析】本答案中有三层意思，一是本病的病因，即温热时毒；二是“三大症状”，即发热、咽喉肿痛糜烂、肌肤丹痧密布；三是急性外感热病。三层表达意思中，尤其是前二者最重要。

（四）论述题

1. 试述大头瘟的病因病机。

【正确答案】（1）本病的病因是感受时毒病邪中的风热时毒。（2）风热时毒既具风热起病急，初犯肺卫，易伤阴津特点，又具有热毒的特性，易致局部气血壅滞，出现红肿热痛，攻窜流走特征。（3）邪由口鼻而入，初起邪毒袭于肺卫，继之很快导致气分热毒蒸迫肺胃，肺与大肠相表里，并可出现腑气不畅病理。后期肺胃热毒渐解，呈现胃阴耗伤征象。但邪毒内陷，亦可深入营血，或犯手足厥阴经，出现动血耗血，神昏惊厥等病理变化。

【易错答案】回答不全面，遗漏第（3）点。

【答案分析】大头瘟的病因以及病机演变过程都要分析讨论。

2. 大头瘟如何治疗？

【正确答案】（1）疏风透邪，清热解毒为本病的治疗原则。（2）病之初起，邪偏卫表，宜疏风透邪为主，兼以解毒消肿；如毒壅肺胃，宜清热解毒为主，兼以疏风消肿；如局部红肿严重，宜清瘟败毒、散结消肿。同时，可配合清热解毒，化瘀止痛之方外敷，据病情还可配合通腑、凉膈、清心、养阴等法治疗。（3）邪犯肺卫不可使用辛温之品，但清热也不能寒凉太过，防止冰遏气机而邪结不解。

【易错答案】遗漏第（1）、（3）点。

【答案分析】首先应分析大头瘟总的治疗原则；其次分析风热时毒壅结不同部位时的不同治法；最后亦应点明治疗时用药的注意问题。

（五）病案分析题

孙某，男，12岁。1999年3月20日初诊。患者于3月18日突发高热，伴恶寒头痛，咽痛目赤，家人予“退热片”“感冒灵”等服用，效果不显。今早起高热不退，汗多口渴，头面红肿，两腮部为甚，张口及吞咽痛甚，烦躁不安，舌红苔黄，脉数实。

请写出病名、证型、治法、代表方。

【正确答案】

病名：温毒（大头瘟）。

证候类型：毒壅肺胃。

治法：清热解毒，疏风消肿。

代表方：内服普济消毒饮，外敷三黄二香散。

【易错答案】误诊为春温病。

【答案分析】本患者为肺胃热毒，上攻头面所致。热毒炽盛，则壮热口渴，烦躁不安，咽喉疼痛加剧。头为诸阳之会，风热时毒上窜，壅结头面脉络，则见头面肿大。舌红苔黄，脉数实皆为里热毒盛之征象。故应治以普济消毒饮和三黄二香散清热解毒、疏风消肿。患者初起即见高热、口渴、烦躁不安，舌红苔黄，一派里热炽盛证候，且发病于春季，所以易误诊为春温病。但春温病一般无头面红肿，两腮部为甚，张口及吞咽痛甚等局部红肿热痛的肿毒症状，故诊为春温即为错误。

第十一章　温疫类温病

◎ **重点** ◎

温热疫、湿热疫的病因病机、辨治要点、常见证型的辨治

◎ **难点** ◎

温热疫、湿热疫的治疗原则

精选习题

扫码获取
同步习题

（一）单项选择题

1. 以下不属于温疫病因的是（　　）

A. 风热时毒　　B. 风热疫邪　　C. 疫疠病邪

D. 湿热疫邪　　E. 暑热疫邪

【正确答案】A　　【易错答案】C

【答案分析】温疫的病因是疫疠病邪，疫疠病邪可分别兼具风、热、暑、湿、燥之性，所以具体而言，其中又有风热疫邪、暑热疫邪、湿热疫邪等区别。而A选项风热时毒是导致大头瘟病的病因，大头瘟属于温毒病而非温疫病。

2. 在其著作中主论温疫发斑发疹的医家是（　　）

A. 叶天士　　B. 陆子贤　　C. 吴又可

D. 余师愚　　E. 薛生白

【正确答案】D　　【易错答案】C

【答案分析】余师愚著有《疫疹一得》一书，论述温疫中以肌肤外发斑疹为特点的疾病。主张治以清热解毒为主，尤其创制了清瘟败毒饮等有效方。明代吴又可写就《温疫论》一书，书中对温疫的病因、病机、诊断和治疗作了全面系统的阐述，认为温疫是感受“疠气”所致，治疗应重在祛邪，并创疏利透达等法以作祛邪之用。故容易误选C答案。

3. 温热疫之卫气同病证的正确选方是（　　）

A. 犀角地黄汤　　B. 银翘散加生地、丹皮、赤芍、麦冬方

C. 黄芩汤　　D. 增损双解散

E. 托里举斑汤

【正确答案】D　　【易错答案】B

【答案分析】温热疫初起，在里之邪郁热拂郁于表，或疫邪由外传里，均可出现邪热充斥表里的卫气同病证，宜选增损双解散宜表里双解。B答案银翘散加生地、丹皮、赤芍、麦冬方为伏暑病卫营同病之所用方，故在银翘散基础上加入生地、丹皮、赤芍、麦冬等以疏解表热、凉营养阴。答案A、C、E皆非。

4. 温疫的治疗原则是（　　）

A. 迅速祛除病邪　　B. 扶助正气以祛邪　　C. 扶正祛邪并用

D. 苦寒泄热为主　　E. 醒神开窍

【正确答案】A　　【易错答案】C

【答案分析】温疫的治疗，总以祛邪为第一要义。正如《温疫论》所言："大凡客邪贵乎早逐，乘人气血未乱，肌肉未消，津液未耗，患者不致危殆，投剂不至掣肘，愈后亦易平复。欲为万全之策，不过知邪之所在，早拔去病根为要耳。"对疫邪的治疗，往往用药较猛，并投以重剂，意在逐邪务早、务尽。故答案A正确。

5. 湿热疫清浊相干证的正确选方是（　　）

A. 增损双解散　　B. 达原饮　　C. 燃照汤

D. 茵陈蒿汤　　E. 清瘟败毒饮

【正确答案】C　　【易错答案】B或D

【答案分析】湿热疫清浊相干证，患者症见：发热较重，暴吐暴泻，甚则呕吐如喷，吐出酸腐物，夹有食物残渣，泻下物热臭，呈黄水样，甚如米泔水，头身疼痛，烦渴，脘痞，腹中绞痛，小便黄赤灼热，舌苔黄腻，脉濡数；甚或转筋，肢冷腹痛，目陷，脉伏。治以芳香化浊、分利逐邪，方选燃照汤。答案B达原饮为湿热疫邪阻遏膜原之主方；答案D茵陈蒿汤为疫毒发黄证之主方，故选B或D均为错误。

（二）多项选择题

1. 温疫类温病的临床特征有（　　）

A. 起病急骤　　B. 传变迅速　　C. 常见疫邪犯及多个部位

D. 常见疫邪犯及多个层次　　E. 表现为卫气营血证交叠

【正确答案】ABCDE　　【易错答案】ABC

【答案分析】温疫的病因为疫疠病邪，由于疫邪都具备性质暴戾特性，侵入人体后往往迅速充斥表里、内外，弥漫上、中、下三焦，多脏腑同病，卫气营血证交叠，造成多脏腑、多组织的广泛损伤。大多病势凶险，预后不良。

2. 根据温疫的临床特征，可参照本病辨证论治的病种有（　　）

A. 斑疹伤寒　　B. 鼠疫　　C. 艾滋病

D. 流行性出血热　　E. 登革热和登革出血热

【正确答案】ABCDE　　【易错答案】BCDE

【答案分析】根据温疫的临床特征，西医学中的鼠疫、霍乱、艾滋病、登革热和登革出血热、斑疹伤寒、传染性非典型肺炎、流行性感冒等，凡能引起较大范围流行者，均可参照温疫进行辨证论治。本题答案所述疾病均可引起较大范围播散流行，故答案均选。

3. 湿热疫毒阻遏膜原证，其辨证要点有（　　）

A. 初起憎寒壮热，继则但热不寒

B. 胸闷呕恶

C. 身热不扬

D. 脉濡数

E. 苔白厚浊腻如积粉

【正确答案】AE　　【易错答案】BD

【答案分析】湿热疫毒阻遏膜原证，其症见：初起畏寒壮热，继而但热不寒，头痛且重，面目红赤，疹粒显现，肢体沉重酸楚，纳呆，胸脘痞闷，呕逆或呕吐，秽气喷人，腹满胀痛，腹泻或便秘，小便短赤，舌红绛，苔白厚腻浊如积粉，脉濡数。其中的初起畏寒壮热，继而但热不寒，舌红绛苔白厚腻浊如积粉为主症，即辨证要点，答案BD在他证中亦可出现，非湿热疫毒阻遏膜原之特有症。

4. 温热疫邪充斥三焦的治法有（　　）

A. 升清降浊　　B. 透表清里　　C. 开窍醒神

D. 辟秽化浊　　E. 透泄里热

【正确答案】AE　　【易错答案】ABDE

【答案分析】温热疫邪充斥三焦证多因温热疫邪拂郁于里，由里外发，充斥于上、中、下三焦。治以升清降浊、透泄里热。答案B透表清里为温疫卫气同病证的治法，答案D为湿热疫毒阻遏膜原证的治法，均非温热疫邪充斥三焦之治法。

5. 杨栗山升降散的组成药物是（　　）

A. 白僵蚕　　B. 蝉蜕　　C. 姜黄

D. 黄连　　E. 大黄

【正确答案】ABCE　　【易错答案】ABCD

【答案分析】升降散出自杨栗山《伤寒瘟疫条辨》，由“二虫”即僵蚕、蝉蜕和“二黄”即大黄、姜黄组成，分别起升清中之清和降浊中之浊的作用，故名“升降散”。

（三）名词解释

温疫

【正确答案】温疫是感受疫疠病邪而引起，以起病急骤，传变迅速，病情凶险，具有强烈传染性并能引起流行为主要特征的一类急性外感热病。

【易错答案】感受疫疠病邪所引起，答成感受温疫病邪所引起。

【答案分析】本答案中有三层意思，一是本病的病因，即疫疠病邪；二是发病特征，即起病急，传变速，病情险，具有传染性和流行性；三是急性外感热病。三层表达意思中，尤其是前二者最重要。

（四）论述题

1. 温疫与一般四时温病的发病有何不同？

【正确答案】（1）四时温病具有较明显的季节性特点，起病比温疫缓，病机传变大多循序渐进，病情相对较轻，一般无传染性，即使有传染性，传染性也不强，不会引起大范围的流行。（2）温疫起病急骤，传变较快，病势凶险，易造成多脏腑、多组织的广泛损害，易出现卫气营血证交叠同病，具有强烈的传染性和流行性。

【易错答案】答案不完整，尤其遗漏第（1）点。

【答案分析】应从起病急缓、病机传变、病情轻重、传染性强弱和是否具有流行性等方面比较一般四时温病和温疫病。

2. 温疫的治疗原则是什么？应该注意哪些问题？

【正确答案】（1）温疫的治疗原则，总以迅速祛除病邪为第一要义。（2）首先应根据疫邪性质不同，分别采取不同的治法。如温热疫邪侵袭，热毒充斥表里三焦，治当升散清泄、逐邪解毒；如湿热疫邪侵袭，治疗应化湿辟秽为主；如为暑热疫邪所感，治疗应注意清热解毒、清气凉营（血）、生津救阴。（3）其次，针对病邪在卫气营血的不同而确立治法。卫气同病者治以解表清理；邪遏膜原者治以辟秽化浊，开达膜原；阳明热盛者治以清泄热毒；热盛迫血外发斑疹者治以凉血化斑；热陷厥阴者治以开窍息风；后期余邪未净、阴伤络阻者治以养阴泄热、清透包络。

【易错答案】答案不完整，尤其第（2）、（3）点容易遗漏。

【答案分析】温疫的病因为疫疠病邪，可分别兼有风、热、暑、湿、燥之性，所以治疗应在“逐邪为第一要义”原则指导下，根据风热疫邪、暑热疫邪、湿热疫邪的不同而采取不同治法；并且还需结合病变所在脏腑和层次而施治。

下 篇

第十二章 叶天士《温热论》

◎ **重点** ◎

原文第 1~10 条内容；上受、逆传心包、透热转气、散血、动血、耗血、两阳相劫、浊邪害清、战汗的概念；第 1 条、第 8 条所述温病的传变规律及证治法则；斑出热不解的治法及促使战汗的方法

◎ **难点** ◎

逆传心包；散血与活血的不同；温病汗法的含义

精选习题

扫码获取同步习题

（一）单选题

1. 叶天士所述“斑出热不解者”的主要病机是（ ）

A. 肺热盛也　　B. 胃津亡也　　C. 热毒重也

D. 胃热盛也　　E. 阳明腑实也

【正确答案】B　　**【易错答案】**D

【答案分析】叶天士所述“斑出热不解者”的主要机制是“胃津亡也”，此处的“亡”乃丢失之意，即指胃津大伤。

2. 叶天士所述“斑出热不解者”的主要治法是（ ）

A. 主以透发　　B. 主以解毒　　C. 主以甘寒

D. 主以攻下　　E. 主以凉血

【正确答案】C　　**【易错答案】**E

【答案分析】叶天士所述“斑出热不解者”的主要机制是“胃津亡也”，即指胃津大伤，故应该以甘寒药物为主组成方剂以清热生津。

3. 叶天士所述温病救阴的特点是（ ）

A.“救阴不在血，而在养其津”

B.“救阴不在液，而在养其血”

C.“救阴不在血，而在津与汗”

D.“救阴不在津，而在敛其汗”

E.“救阴不在血，而在清其热”

【正确答案】C　　　　　　　　【易错答案】A

【答案分析】“救阴”是针对温热病伤阴而言。在温热病中，温热伤阴主要是指耗伤津液，即使是营、血分证，也是以血中津液耗伤为主，而不是造成血虚；同时，在温热病中由于高热蒸腾，多见汗出，汗为津液所化，汗出就更伤津。所以叶氏特别提出“救阴不在血，而在津与汗”。

4. 叶天士所述温病通阳的特点是（　　）

A.“通阳不在温，而在利小便”

B.“通阳不在温，而在疏其肝”

C.“通阳必温肾，肾中寓元阳”

D.“通阳不在温，而在宣肺气”

E.“通阳必温脾，脾主运化也”

【正确答案】A　　　　　　　　【易错答案】D

【答案分析】“通阳”是针对温病中湿热病遏伤阳气而言。湿热病中的阳气不通，是湿阻气机所致，若使用辛温通阳药物，反而会鼓动湿邪，助长热邪；要使阳气通达，必须先祛除湿邪，所以叶天士以“利小便”为例强调祛湿就可以通阳，提出“通阳不在温，而在利小便”。

5. 叶天士所述“若其邪始终在气分流连者，可冀其战汗透邪”，其基本方法是（　　）

A. 宣肺　　　　B. 益胃　　　　C. 温阳

D. 辛温发汗　　E. 清气

【正确答案】B　　　　　　　　【易错答案】D

【答案分析】战汗是指热势持续壮盛日久的患者，先全身战栗，继之全身大汗淋漓，汗出后热势骤降；此为邪气留连气分，邪正相持，正气奋起鼓邪外出之征象。在气分高热过程中要想通过战汗透邪，叶天士提出“法宜益胃”。此“益胃”非甘温补益胃气，而是用甘寒清养之品益胃生津，以解胃中的燥热干涩，使津液盛、汗源充，则气机通畅而作战汗。

6. 叶天士所述湿热之邪流连三焦时，治法宜（　　）

A. 和解表里　　B. 益胃　　　　C. 清热

D. 分消上下　　E. 滋肾

【正确答案】D　　　　　　　　【易错答案】A

【答案分析】湿热滞留手少阳三焦，虽然叶天士讲“亦如伤寒中少阳病也”，但伤寒中少阳病以邪在足少阳胆，枢机不利为主，故以小柴胡汤和解表里；湿热滞留手少阳三焦病机主要以三焦水道不利，气机不通为主，故应该用分消走泄法以祛除湿邪，宣通三焦气机。

7. 叶氏于温病初起用辛凉轻剂加芦根、滑石之流，意义为（　　）

A. 渗湿于热下　　B. 透风于热外　　C. 滋阴润燥

D. 宣气化湿　　　E. 清热生津

【正确答案】A　　　　　　　　【易错答案】B

【答案分析】“渗湿于热下”与“透风于热外”均为叶氏提出温热邪气兼加他邪在表的治法。“渗湿于热下”是温热邪气兼加湿邪袭表的治法，即在辛凉轻剂中加入芳香轻扬、宣表化湿的药物，如芦根、滑石以使湿邪与热邪分而解之。故本题正确答案为A，若将温热邪气兼加湿邪袭表与温热邪气兼加风邪袭表相混，则会误选B。

8. 叶氏于温病初起用辛凉轻剂加薄荷、牛蒡之属，意义为（　　）

A. 渗湿于热下　　B. 透风于热外　　C. 宣气化湿

D. 清热生津　　E. 滋阴润燥

【正确答案】B　　【易错答案】A

【答案分析】“渗湿于热下”与“透风于热外”均为叶氏提出温热邪气兼他邪在表的治法。“透风于热外”是温热邪气兼加风邪袭表的治法，即在辛凉轻剂中加入疏散风邪的药物，如薄荷、牛蒡以使风邪外透，出表而解。故本题正确答案为B，若将温热邪气兼加湿邪袭表与温热邪气兼加风邪袭表相混，则会误选A。

（二）多项选择题

1. 叶天士说“温邪上受”，其“上受”的含义是（　　）

A. 温邪易逆传心包

B. 温邪由口鼻而侵入人体

C. 温邪首犯手太阴肺经，肺为华盖，其为在其他脏腑之上

D. 相对于寒邪首犯部位而言，寒邪首犯足太阳膀胱经，温邪首犯手太阴肺经

E. 温邪亦可由皮毛而入

【正确答案】BCDE　　【易错答案】ABCDE

【答案分析】温热邪气侵袭人体自口鼻而入，口鼻都在人体上部；肺开窍于鼻，肺气通于口鼻，而且肺合皮毛，温邪无论从口鼻而入还是从皮毛而入，都导致肺的卫外功能失常而发生表证，因为肺为五脏六腑之华盖，在人体上部，所以肺的病变称为“上受”；“上受”亦指相对于寒邪首犯部位而言。

2. 叶天士论述温邪的主要特点有（　　）

A. 易逆传心包　　B. 热变最速　　C. 首先犯肺

D. 易从上受　　E. 其病有类伤寒

【正确答案】ABCD　　【易错答案】E

【答案分析】叶氏所述“温邪”，侧重于指风热病邪，风热病邪具有首先犯肺、易从上受、易逆传心包、热变最速的特点。而湿热病邪致病有类伤寒的特点，故正确答案为ABCD。

3. 叶天士说“到气才可清气”，其言外之意有（　　）

A. 邪在卫分，不可早投清气之剂

B. 到气非予轻清宣气不治

C. 气分之证虽见，但卫分之证未罢，不可纯用清气之品

D. 到气非予辛寒清气不治

E. 初入气分，不可早投苦寒重剂

【正确答案】ACE　　【易错答案】B 或 D

【答案分析】气分阶段是温病病变过程中病机比较复杂的阶段，涉及脏腑最多，范围广泛。邪热初入气分宜用轻清宣气法，不可早投苦寒重剂；初入气分尚兼卫分证未罢，则须兼以解表；邪入气分，还须针对邪气所在的不同部位，选用相应的寒凉药物，或辛寒清气或苦寒直折；若高热伤津，肠燥津亏形成燥屎与热邪互结的肠腑热结证，还须用苦寒攻下法。总之，要随证治之，灵活选择方法、方药。

4. 叶天士说“入血就恐耗血动血，直须凉血散血”，其“散血”的含义有（　　）

A. 活血　　B. 养阴　　C. 透热转气

D. 清热　　E. 化瘀

【正确答案】ABD　　【易错答案】C

【答案分析】血分证的病机为血热而致“耗血动血”，出现一系列出血瘀血的表现，治疗时须“凉血散血”。“散血”一指散血中郁热，因血分证耗血动血均由血热炽盛引起，所以凉血、散血中郁热为治疗前提；二指活血化瘀；三指生津养液，因为热邪伤津导致热凝血瘀，津不复则瘀不能去，欲祛其瘀，必先复其津液，是血中津液充足而不黏滞，则血流自然通畅而瘀血自然消散。

（三）填空题

1. 温邪上受，首先犯肺，________。

【正确答案】逆传心包　　【易错答案】热入心包

【答案分析】原文填空必须准确严密，知识点掌握不扎实，回答“热入心包”不严密。

2. 在卫汗之可也，到气才可清气，入营犹可________，入血就恐耗血动血，直须凉血散血。

【正确答案】透热转气　　【易错答案】透营转气

【答案分析】热入营分，可在清营泄热养阴基础上加上轻清宣透药物使热邪从营分转出气分而解。

3. 若斑出热不解者，________也，主以甘寒。

【正确答案】胃津亡　　【易错答案】胃阴亡

【答案分析】原文填空必须准确严密，正确答案为胃津亡而非胃阴亡。

（四）名词解释

1. 逆传心包

【正确答案】邪在上焦肺卫不解，又不顺传中焦阳明气分，而直犯心包，出现神昏谵语的过程。

【易错答案】邪在上焦肺胃不解，又不顺传中焦阳明气分，而直犯心包。

【答案分析】将肺卫与肺胃相混，回答错误，或未描述邪犯心包而出现的神昏谵语症状。

2. 透风于热外

【正确答案】治风热在表的一种治法。即于辛凉清泄中加入薄荷、牛蒡等疏风之品，使风从外解，热自易清。

【易错答案】回答不完整。

【答案分析】透风于热外是叶氏所述温热邪气兼加风邪袭表的治法，即在辛凉轻剂中加入疏散风邪的药物，以使风邪外透，出表而解。

3. 两阳相劫

【正确答案】风与热俱属阳邪，两阳相合，风火交炽，必耗伤津液。

【易错答案】两阳邪相合损伤人体正气。

【答案分析】叶氏在《温热论》第三条提出“风夹温热而燥生，清窍必干，谓水主之气不能上荣，两阳相劫也”。因为风邪与温热邪气均为阳邪，二者相搏结，必然化燥而劫夺耗伤津液，致使人体水液亏损，不能上荣头面清窍而出现口鼻唇咽舌诸官窍干燥的见症，叶氏把产生这种风热伤津证候的病机，精炼地概括为“两阳相劫”。

4. 浊邪害清

【正确答案】“浊”指湿邪，“清”指清窍。即湿热熏蒸，上蒙清窍，致使耳、鼻失灵，出现耳聋、鼻塞等症状。

【易错答案】湿浊病邪遏阻清阳。

【答案分析】叶氏在《温热论》第三条提出“湿与温合，蒸郁而蒙蔽于上，清窍为之壅塞，浊邪害清也”。湿为阴邪，重浊黏滞；温热为阳邪，蒸腾开泄。湿邪与温热邪气相搏结，湿郁热蒸而致湿热上蒙，遏阻清阳，出现头重如裹、昏瞀眩晕、鼻塞、耳聋等清窍壅塞不利的见症。叶氏把产生这种湿浊上蒙清窍证候的病机，精炼地概括为“浊邪害清”。

5. 透热转气

【正确答案】在清营养阴的基础上，加入轻清宣透之品，如双花、连翘、竹叶等，使热邪自营分转出气分而解的一种治法。

【易错答案】回答不完整，如：营分证治疗时加入轻清宣透之品，使热邪自营分转出气分而解的一种治法。

【答案分析】透热转气是营分证的佐治法，营分证主要的治疗大法为清营热养营阴，该题答案必须点明营分证的主要治疗大法。

6. 战汗

【正确答案】热势持续壮盛日久的患者，先全身战栗，继之全身大汗淋漓，汗出后热势骤降。此为邪气留连气分，邪正相持，正气奋起鼓邪外出之征象。

【易错答案】回答不完整，未回答战汗的机制。

【答案分析】战汗的发生机制为邪气留连气分，邪正相持，正气奋起鼓邪外出之征象。本题答案应包括表现及机制两个方面。

7. 分消走泄

【正确答案】用开上、宣中、导下的方法，以宣展气机，泄化三焦邪热及痰湿，以分消留于三焦气分之邪。

【易错答案】祛除湿邪，宣通三焦气机。

【答案分析】分消走泄法适应于湿热病湿邪阻滞三焦，上下气机不通。“消”与“泄”是指祛除湿邪，使其泄出体外；“分”，是指祛湿的方法不止一条途径，而是要因势利导，从不同部位给湿邪以出路。即指用祛湿行气药物来宣开上焦、畅达中焦、通利下焦，因势利导，使弥漫于三焦的湿邪分道而消，泄出体外。

8. 动血

【正确答案】指血热迫血妄行，出现出血、瘀血的病变。

【易错答案】指血热炽盛迫血。

【答案分析】血热炽盛，热盛灼伤血络而且鼓动血液，迫血妄行，使血不循经，溢出脉外，造成人体各部位出血瘀血的病变。该题答案应包括病机以及病理改变两方面。

9. 渗湿于热下

【正确答案】治湿热之邪为病的方法，即用芦根、滑石之类，使湿从下利，则湿去热孤，热自易解而病可愈。

【易错答案】回答不完整。

【答案分析】渗湿于热下是叶氏所述温热邪气兼加湿邪袭表的治法，即在辛凉轻剂中加入芳香轻扬、宣表化湿的药物，以使湿邪与热邪分而解之。

（五）简答题

“在卫汗之可也”的含义是什么？

【正确答案】（1）指邪在卫分，宜用“汗法”，使邪从表而解即可，但此“汗法”非辛温发汗法。（2）因为温病是感受温邪所致，宜用辛凉轻解之剂。

【易错答案】将此“汗之”理解成辛温发汗法。

【答案分析】“在卫汗之可也”的“汗之”非指治伤寒所用辛温发汗法，而是指用辛凉轻解法宣透表邪，使卫分热邪外透则肺气得宣、气机条畅、腠理通达、营卫调和。

（六）论述题

1. 结合《温热论》原文第八条论述温病卫气营血四个阶段的治疗大法。

【正确答案】（1）叶天士提出温病卫气营血四个阶段的治疗大法为“在卫汗之可也，到气才可清气，入营犹可透热转气……入血就恐血动血，直须凉血散血”。（2）具体含义为“在卫汗之可也”指邪在卫分，宜用“汗法”，使邪从表而解。但只宜用辛凉轻解之剂，不可用辛温发汗之剂；“到气才可清气”，指温邪由表入里，邪正剧争，才可用“清气”之法治疗。强调了寒凉清气之剂不可早投，不可滥用，临床应根据气分证的具体情况而合理选用；“入营犹可透热转气”，指营分证治疗时应在清营热、养营阴的基础上加入轻清宣透之品，如金银花、连翘、竹叶等，使营热转出气分而解；“入血就恐耗血动血，直须凉血散血”既指出了血分证的病机特点，又强调了血分证的治疗关键。“耗血动血”为血分证的基本病机，叶氏指出其治疗“直须凉血散血”，即清血热、活血化瘀、生津养液并施。

【易错答案】要点回答不全面。

【答案分析】首先应回答温病卫气营血四个阶段治疗大法的原文，再逐一进行分析。

2. 如何理解叶天士“大凡看法，卫之后方言气，营之后方言血”一语？

【正确答案】（1）“大凡看法，卫之后方言气，营之后方言血”，既说明了温病卫气营血的一般传变规律，同时也提示了温病的病位浅深和病情的轻重。（2）新感温病初起，邪气往往首先侵袭肺卫，表现出恶寒发热等卫分病变；继而邪气多传入气分，影响脏腑的功能，出现但热不恶寒、口渴等症；若进一步发展，可深入营分，耗伤营中阴液，影响心之神明，出现身热夜甚、舌绛、神昏等症；最后可深入血分，耗血动血，导致出血、蓄血或动风等症。（3）邪在卫分，病位最浅，病情最轻；邪在血分，病位最深，病情最重；气分证较卫分深重，较营分轻浅；营分证较气分深重，较血分轻浅。（4）掌握叶氏提出的这一规律，对临床上诊治温病具有重要的指导意义，但临证时还须根据具体病情详加判断。

【易错答案】要点回答不全面，尤其容易遗漏第（1）、（3）、（4）条。

【答案分析】首先应对叶天士这句话作概括说明，再从传变规律、病位深浅、病情轻重方面分析，最后说明对临床的指导意义。

第十三章　薛生白《湿热病篇》

◎ **重点** ◎

《湿热病篇》原文第 1，2，3，8，10，11，12，13，14，21，31，37 条内容

◎ **难点** ◎

第 1 条湿热病提纲证；阴湿伤表与阳湿伤表的辨治；主客交

精选习题

扫码获取
同步习题

（一）填空题

1.《湿热病篇》原文第 1 条提纲证说：“湿热证，始恶寒，后________，汗出胸痞，________，口渴不引饮。”

【正确答案】但热不寒；舌白　　**【易错答案】**发热不寒；苔白

【答案分析】本题考的是经典原文填空，要求将正确内容填写在引号里边。古人说的原话，在填写过程中，对内容要求严格，必须按原文填写，意同而字不同的答案不得填写。《湿热病篇》原文第 1 条提纲证是重点，也是难点，尤其是本条自注，论述到湿热病的发病、病因病机、部位及与伤寒、春温病的鉴别等，此条需背诵。

2.《湿热病篇》原文第 1 条提纲证自注中说：“湿热病属________经者居多，中气实则病在阳明，中气虚则病在太阴。”

【正确答案】阳明太阴　　**【易错答案】**脾胃

【答案分析】本条考点在自注内容，此句讲湿热病的发病在脾胃，体现了湿热病的一般发病规律，因此，本条要熟悉，按照原文要求填写阳明太阴，而不能填写脾胃。

（二）名词解释

1. 阳湿

【正确答案】阳湿是指湿已化热，湿中蕴热郁于肌表，见症有较为明显热象者。其临床表现为恶寒，身重，发热，汗出，关节疼痛，不为汗解等。

【易错答案】湿邪侵袭人体部位属阳的邪气。

【答案分析】湿为阴邪，本不能再分阳阳，薛生白所说的“阴湿”“阳湿”主要是针对湿邪是否化热或湿邪是否兼夹热邪而言的。不能单纯用字的表面意思上寻找答案。

2. 湿热病正局

【正确答案】所谓湿热病正局是指湿热病病变在脾胃气分者，证候表现多见提纲证中的六大症状，即始恶寒，后但热不寒，汗出胸痞，舌白，口渴不引饮。

【易错答案】湿热病的正局是正常变化的局面，未做深一步解释。

【答案分析】薛生白在《湿热病篇》中提到湿热病的正局和变局，正局即如上所说。变局是指湿热病病变涉及心、肝、肾等脏腑，或出现了营血分的病变。其证候可表现为耳聋、干呕、发痉、发厥等。正局不能简答为提纲中六大症状，要具体说明之。

第十四章　吴鞠通《温病条辨》选

◎ **重点** ◎

《温病条辨》上焦篇原文第 2、4、6、7、30、34 条，中焦篇第 17 条，下焦篇第 11、12、13、14、16 条；温病治则

◎ **难点** ◎

上焦篇第 4 条；中焦篇第 17 条；下焦篇第 11、12 条

精选习题

扫码获取
同步习题

（一）填空题

1.《温病条辨》上焦篇原文第 2 条说："凡病温者，________，在手太阴。"

【正确答案】始于上焦　　　　【易错答案】在肺

【答案分析】本条考查的是温病发病部位及受邪途径，要求背诵。易误为"在肺"，上焦包括了心肺，因此，"始于上焦"更全面。

2."太阴风温，但咳，身不甚热，微渴者，________主之。"

【正确答案】辛凉轻剂桑菊饮　　【易错答案】桑菊饮

【答案分析】本条论述的是风热犯肺以咳为主症的证治。桑菊饮方偏于止咳嗽，为辛凉轻剂，体现了该方配伍轻清灵动之法，与辛凉平剂银翘散不同，故正确答案为辛凉轻剂桑菊饮。

3."津液不足，无水舟停者，间服增液，再不下者，________主之。"

【正确答案】增液承气汤　　　　【易错答案】增液汤

【答案分析】此条见于中焦篇第 17 条，为阳明温病，下之不通证之一。津液不足，无水舟停者，为单纯虚证，应为增液汤以增水行舟。本条为已用增液汤，还没有取得好的泄下效果，就应当用增液承气汤。

（二）判断对错题

1. 三甲复脉汤是由加减复脉汤加生牡蛎、生鳖甲、生龟板。

【正确答案】对

【答案分析】所加三味药，均是生牡蛎、生鳖甲、生龟板，有利于滋阴清热，如果改成炙的，清热作用不著。

2. 暑风易发生于小儿，治宜重在清热。

【正确答案】对

【答案分析】出自上焦篇第33条，暑风又名暑痫，小儿多见，治疗以清热为主，热清则风止。

3. 热结液亏证的代表方是增液汤。

【正确答案】错

【答案分析】热结液亏证属于虚实夹杂证，当用增液承气汤治疗。增液汤用于津枯肠燥证，为虚证。

4. 导赤承气汤由导赤散合调胃承气汤组成。

【正确答案】错

【答案分析】导赤承气汤虽有导赤二字，但非全部药物，主要取生地清热养阴。方中有硝黄，但无甘草，故无调胃承气汤。

（三）简答题

1. 结合吴鞠通《温病条辨》条文，简答三焦治则含义。

【正确答案】（1）"治上焦如羽，非轻不举"，是指治疗上焦心肺病的方法，要像羽毛一样轻清。具体做到量小，味少，质轻，煎煮时间不要过长等。对于肺病更应如此，心病尚需辨证选用。（2）"治中焦如衡，非平不安"，是指治疗中焦脾胃病的方法，要做到衡。具体质不轻不重，量、味都要做到不轻不重。在保持气机方面及对湿热病的治疗上仍要做到平衡。（3）"治下焦如权，非重不沉"，是指治疗下焦病的方法，上焦病主要为肝肾病，应做到质重，量大，味多，久煎等原则。

【易错答案】答题内容不完整。

【答案分析】要指出上焦、中焦、下焦所涉脏腑，从而分析如羽、如衡、如权的意义。

2. 黄连阿胶汤主治温病什么病证？

【正确答案】主治下焦少阴温病，心肾不交所表现的心中烦、不得卧等。

【易错答案】心肾不交所表现的消渴、麻痹、心烦等。

【答案分析】黄连阿胶汤与连梅汤均属下焦温病方剂，所治病机皆为心肾不交。前者偏于心火，故以心中烦、不得卧为主要表现；后者以消渴、麻痹为主要表现。

模拟试卷

扫码获取
同步习题

A卷

一、单项选择题（本大题共25题，每题1分，共25分。每小题有A、B、C、D、E五个备选答案，其中只有一个为最佳答案，多选、错选均不得分）

1. 下列哪部著作被称为温病学的奠基之作（　）
   A.《温热论》　B.《温疫论》
   C.《温病条辨》　D.《湿热病篇》
   E.《温热经纬》

2. 根据发病季节命名的疾病是（　）
   A. 风温　B. 春温
   C. 暑温　D. 伏暑
   E. 秋燥

3. 下列哪项不是湿热病邪的致病特点（　）
   A. 初起多热象不甚　B. 易困阻清阳
   C. 缠绵难解　D. 易伤肺胃之阴
   E. 以脾胃为病变中心

4. 创立三焦辨证论治体系的医家是（　）
   A. 吴又可　B. 叶天士
   C. 吴鞠通　D. 王孟英
   E. 以上都不是

5. 血分证和营分证的主要鉴别点是（　）
   A. 身热躁扰　B. 昏狂谵妄
   C. 斑疹隐隐　D. 吐血衄血
   E. 脉细数

6. 察斑疹色泽可测知病势轻重，提出“红轻，紫重，黑危”的医家是（　）
   A. 余师愚　B. 吴有性
   C. 吴鞠通　D. 雷少逸
   E. 叶天士

7. 温病脾湿未化，胃津已伤的舌象是（　）
   A. 苔白厚黏腻　B. 苔白厚干燥
   C. 苔黄腻　D. 白苔如碱状
   E. 积粉苔

8. 温病，验其齿光燥如石，病机为（　）
   A. 胃燥津伤，肾阴未竭
   B. 胃火冲激
   C. 肾火上炎
   D. 肾阴耗损，元气欲脱
   E. 肾阴枯竭，预后不良

9. 温病神志昏乱，躁扰不安，妄为如狂，并有少腹硬满疼痛，大便色黑，舌质紫暗。其神志异常的机制是（　）
   A. 热结肠腑，胃热扰心
   B. 热闭心包，扰乱神明
   C. 下焦蓄血，瘀热扰心
   D. 湿热酿痰，蒙蔽心包
   E. 血热扰心

10. 下列除哪项外均是虚风内动的表现（　）
    A. 神疲消瘦
    B. 手足蠕动
    C. 口角震颤
    D. 低热颧红，五心烦热
    E. 角弓反张

11. “轻法频下”多用于湿热积滞阻结肠道之证，宜选方是(　)
A. 调胃承气汤　B. 枳实导滞汤
C. 解毒承气汤　D. 保和丸
E. 枳实导滞丸

12. 壮热，口渴，烦躁，头痛，肌肤发斑，吐血便血，舌绛苔黄燥，脉数。其辨证为(　)
A. 气营两燔　B. 气血两燔
C. 卫气同病　D. 热入血分
E. 卫营同病

13. 燥热化火，上犯清窍，症见发热，清窍干燥，耳鸣，目赤，苔薄黄而燥，宜用(　)
A. 桑杏汤　B. 桑菊饮
C. 清燥救肺汤　D. 翘荷汤
E. 银翘散

14. 暑温症见：身热，心烦溺黄，口渴自汗，肢倦神疲，脉虚无力。其病机是(　)
A. 暑热亢盛，津气受伤未甚
B. 暑热未退，津气俱伤
C. 暑热虽去，津气欲脱
D. 阳明暑热，太阴湿困
E. 以上均不是

15. 吴鞠通称下列哪首方剂有“先入后出之妙”，用于治疗温病恢复期，阴液亏损，邪伏阴分证(　)
A. 青蒿鳖甲汤　B. 竹叶石膏汤
C. 沙参麦冬汤　D. 增液汤
E. 益胃汤

16. 症见：心热烦躁，消渴不已，肢体麻痹，舌红绛，苔薄黄或薄黑而干，脉细数者。治疗宜选用的最佳方剂是(　)
A. 王氏清暑益气汤　B. 连梅汤
C. 黄连阿胶汤　D. 生脉散
E. 清心凉膈散

17. 湿温病热蒸头胀，呕逆神迷，小便不通，舌苔白腻，脉濡缓。此证是(　)
A. 湿浊上蒙，泌别失职
B. 湿热酿痰，蒙蔽心包
C. 湿阻肠道，传导失司
D. 湿热蕴毒，腑气不通
E. 阳明腑实，传导失司

18. 治疗湿温湿热蕴毒证的最佳方剂是(　)
A. 王氏连朴饮　B. 甘露消毒丹
C. 清瘟败毒饮　D. 黄连解毒汤
E. 三仁汤

19. 患者症见：寒热似疟，口渴心烦，脘痛，身热午后较甚，人暮尤剧，天明得汗诸症稍减，但胸腹灼热不除，苔黄白而腻，脉弦数。其病机是(　)
A. 暑湿郁阻少阳　B. 邪阻膜原
C. 湿热交蒸蕴毒　D. 湿浊困阻中焦
E. 暑湿弥漫三焦

20. 三黄二香散中二香是指(　)
A. 香附、木香　B. 香附、乳香
C. 乳香、木香　D. 乳香、藿香
E. 乳香、没药

21. 身热不甚，心烦不得卧，舌红，苔黄或薄黑而干，脉细数。治疗选方是(　)
A. 连梅汤　B. 栀子豉汤
C. 黄连阿胶汤　D. 凉膈散
E. 白虎汤

22. 燥热伤肺，肺津不布，燥干肠液，传导失司而成的肺燥肠闭证，宜用(　)
A. 增液汤　B. 五仁橘皮汤

C. 清燥救肺汤　　D. 调胃承气汤
E. 沙参麦冬汤

23. 身热不甚，日久不退，颧赤，手足心热甚于手足背，咽干齿燥，神倦耳聋，舌干绛，甚则紫暗痿软，脉虚软或结代。其病机是（　）
A. 肺胃阴伤　　B. 阴虚火炽
C. 热伤心肾　　D. 燥干清窍
E. 真阴耗竭

24. 患者症见：身热不已，烦躁不安，胸膈灼热如焚，唇焦咽燥，口渴或便秘，舌红苔黄，脉滑数。治选（　）
A. 宣白承气汤　　B. 导赤承气汤
C. 凉膈散　　D. 调胃承气汤
E. 白虎汤

25. 一患者，身热，咳嗽，胸闷，肌肤红疹，舌质红，脉数。治宜（　）
A. 桑菊饮去薄荷、苇根，加麦冬、生地、玉竹、丹皮
B. 银翘散去荆芥、豆豉，加白茅根、侧柏炭、栀子炭
C. 银翘散加生地、丹皮、赤芍、麦冬
D. 银翘散去豆豉，加生地、丹皮、大青叶、玄参
E. 银翘散去豆豉，加细生地、丹皮、大青叶、倍玄参

二、多项选择题（本大题共10题，每题1分，共10分。每小题有A、B、C、D、E五个备选答案。每题有两个或两个以上的正确答案，多选、少选、错选均不得分）

1. 温病的发病类型可概括为（　）
A. 新感类　　B. 温热类
C. 伏邪类　　D. 湿热类
E. 新感引动伏邪类

2. 暑热病邪的致病特点有（　）
A. 最易伤肺胃之阴
B. 易于兼夹湿邪
C. 易于耗气伤津
D. 变化迅速，易逆传心包
E. 先入阳明气分

3. 邪入血分，热盛动血时，治宜（　）
A. 清热解毒　　B. 固涩止血
C. 活血祛瘀　　D. 通瘀破结
E. 凉血养阴

4. 温病身热，腹满便秘，口舌干燥，倦怠少气，治宜（　）
A. 攻下　　B. 滋阴
C. 益气　　D. 清气
E. 理气

5. “暑病首用辛凉，继用甘寒，再用酸泄酸敛”中相对应的方剂分别是（　）
A. 首用辛凉指的是白虎汤
B. 继用甘寒指的是沙参麦冬汤
C. 继用甘寒指的是王氏清暑益气汤
D. 再用酸泄指的是连梅汤
E. 再用酸敛指的是生脉散

6. 含有调胃承气汤的方剂有（　）
A. 凉膈散　　B. 新加黄龙汤
C. 桃仁承气汤　　D. 加减玉女煎
E. 增液承气汤

7. 清营汤方剂的配伍体现了温病哪些治疗思想（　）
A. 清热　　B. 养阴
C. 活血　　D. 透热转气
E. 凉血

8. 菖蒲郁金汤的组成药物有（　）

A. 石菖蒲、连翘　　B. 石菖蒲、半夏
C. 郁金、陈皮　　D. 黄连、黄芩
E. 郁金、丹皮

9. 杨栗山升降散的药物组成有（　）
A. 白僵蚕　　B. 蝉蜕
C. 姜黄　　D. 黄连
E. 大黄

10. 湿热疫毒阻遏膜原证辨证要点有（　）
A. 初起憎寒壮热，继则但热不寒
B. 胸闷呕恶
C. 身热不扬
D. 脉濡数
E. 苔白厚浊腻如积粉

三、填空题（本大题共6题，每空1分，共10分）

1. 第一部详细论述湿热病的专著是________。
2. 湿热酿痰，蒙蔽心包属于卫气营血的________证。
3. 清代陆子贤说："斑为________，疹为________。"
4. 秋燥病初、中、末期的治疗大法是上燥治气，________，下燥治血。
5. 热陷心包证的治疗方剂是________送服安宫牛黄丸、紫雪丹、至宝丹。
6. 在卫汗之可也，到气________，入营犹可________，入血就恐________，直须________。

四、名词解释（本大题共5题，每题2分，共10分）

1. 温疫
2. 温病
3. 战汗
4. 烂喉痧
5. 逆传心包

五、问答题（本大题共3题，共30分）

1. 温热类温病与湿热类温病有何不同？（10分）
2. 卫气营血的基本病理及辨证要点各是什么？（10分）
3. 写出吴鞠通的五个承气汤方名、适应证及症状。（10分）

六、病案分析题（本大题共5题，15分）

患者，男，26岁，2003年12月13日初诊。

患者起病恶寒发热，心烦，渴饮，次日恶寒消失，但发热不退，胸腹灼热，汗出热不解，口渴，伴胸闷，恶心欲呕，大便溏而不爽，色黄热臭。舌红苔黄垢腻，脉滑数。

请写出本病的病名（2分）、当前证候（3分）、治法（3分）、方剂（3分）、药物组成（4分）。

A卷答案解析

一、单项选择题

1. A。**解析：**《温热论》创立了卫气营血辨证，奠定了温病学的理论基础，其辨证方法在临床上广泛应用。本题易错答为B，因为《温疫论》是温病学中第一部传染病专著，学生容易把两个第一部著作混淆。因此答题时要看清楚问的是第一部传染病专著还是奠基之作。

2. B。**解析：**温病的命名原则比较特殊，也是考点内容。本题所给答案中有两个病名前与

季节有关，一是答案B春温，一是答案E秋燥。但秋燥是季节和四时主气同时命名的一种病。也可用排除法判断答案：风温、暑温前面都有“风”“暑”字眼，显然是以四时主气命名。伏暑是以临床特点命名，即暑伏之意，夏天暑邪藏在人体，到了秋冬再发，属于伏气温病。

3. D。**解析：**湿为阴邪，热为阳邪，湿热相合的湿热病邪具有“半阴半阳”的特性，所以在其病变过程中既可伤阴亦可伤阳。但在病变之初，以湿邪特性为其突出表现，多见身热不扬、恶寒、头身困重等卫阳受困表现，故选项B是湿热病邪的致病特点。风热病邪易伤肺胃之阴。

4. C。**解析：**三焦辨证、吴鞠通、《温病条辨》三方面的内容为温病学考试重点，三者记忆时需整体联系。卫气营血辨证方法是由叶天士创立的，容易错选为答案B。卫气营血辨证及三焦辨证，这两个辨证方法的提出，标志着温病理论体系的形成。

5. D。**解析：**营血都在血管内，营为血之浅层，营为血的成分。当热邪进入营分时，往往会波及血分，表现为斑疹隐隐，热邪进入深层血分后，容易出现吐血衄血，故区别营分与血分证的关键症状是D答案吐血衄血，答案C易错答。至于身热躁扰、昏狂谵妄、脉细数表现，皆为营血分有热扰神伤阴的共同病理改变。

6. D。**解析：**雷少逸提出“红轻，紫重，黑危”，这句话高度地概况了斑疹的色泽与病情轻重及预后的关系。叶天士重视斑疹的辨证论治，对斑疹的诊治有“斑疹皆是邪气外露之象”“斑疹宜见不宜见多”等语，故本题容易误选为叶天士。

7. B。**解析：**脾湿未化，胃津已伤，其舌象既有湿蕴之白厚又有胃热津伤之干燥表现，故呈现白厚干燥苔；若湿热相搏于气分，湿浊重则热蕴湿中而不发扬于外，多见舌苔白厚黏腻之象。

8. A。**解析：**温病，其齿光燥如石指齿面虽干燥，但仍有光泽。多为胃热津伤，以致津液不能濡润牙齿，所以表面干燥；但热邪并未耗伤肾阴，肾精不虚，精能生髓而充养牙齿，所以表面虽干但仍有光泽；亦可见于温病初起，卫阳郁闭，表气不通，津液一时不能上布所致。

9. C。**解析：**本证为下焦蓄血，热与血结证。在温病过程中，热邪深入下焦，消耗血中津液而使血液黏滞成瘀，则导致瘀热蓄积在下焦的血脉之中。心主血脉，下焦血脉中的瘀热上扰心神而导致了神志失常，表现为神志混乱，妄为如狂，重则发狂。

10. E。**解析：**温病中的虚风内动见于温热病的后期，是由于热邪深入下焦，消耗肝血肾精，导致肝肾阴虚不能柔养筋脉，以致筋脉失养而发生拘挛动风。其临床表现往往在肝肾阴虚证之低热颧红，五心烦热，神疲消瘦等症基础上，出现局部的、幅度较小的、徐缓无力的肢体抽搐状态，如手足蠕动、口角震颤等。角弓反张多见于实风内动。

11. B。**解析：**湿热积滞互结胃肠道，大便排出困难，此证非阳明燥结。即肠内不是燥屎而是湿热夹宿食积滞，因此不可能一攻而下，不宜苦寒猛攻急下，应在祛湿、清热、消食导滞、行气的基础上轻下、缓下，反复下，把胃肠道的湿热积滞慢慢祛除，即“轻法频下法”，代表方为枳实导滞汤，出自《通俗伤寒论》。枳实导滞丸出自《内外伤辨惑论》，与枳实导滞汤虽一字之差，但药物组成不同，适应证病机亦有别。

12. B。**解析：**单纯血分证可见高热、躁扰昏狂谵妄以及各部位出血的见症，但是口不渴，舌质紫绛而无苔。如果同时见口渴，舌上有黄燥苔，说明血热已盛而气分证未罢，是热邪由气分窜入血分而形成的气血两燔证候。

13. D。**解析：**翘荷汤用于秋燥病燥干清窍证以轻清宣透上焦燥热，以耳鸣、目赤、清窍干燥征象为主。而桑杏汤用于秋燥病邪犯肺卫以辛凉甘润、轻透肺卫，以发热、微恶风寒、干咳少痰、咽干鼻燥等症为主。

14. B。**解析：**暑热炽盛则身热，心烦溺黄；暑热炽盛，迫津外泄，汗多伤津耗气则口渴、肢倦神疲、脉虚无力。此证为暑热仍在，津气俱伤。

15. A。**解析：**春温病恢复期，阴液亏损，邪伏阴分证，其病机特点为邪气不重，但是邪气伏留部位深，由于邪气消耗而致正气难以恢复。治疗选用青蒿鳖甲汤以滋阴清热、搜邪透络；该方妙在青蒿、鳖甲的配伍，用鳖甲入肝经，把经络里的余邪搜剔出来，再通过青蒿的清透作用把肝经的热邪透出去，这两味药的配伍，先入后出，正如吴鞠通所言：“本方有先入后出之妙，青蒿不能直入阴分，有鳖甲领之入也；鳖甲不能独出阳分，有青蒿领之出也。”故正确答案为A。

16. B。**解析：**暑温病后期，余热扰心，心火亢炽，心神不安则心热烦躁；暑热耗伤肾水，肾水亏虚不能上济则见消渴不已；肾阴耗伤，肝阴失养不能濡养筋脉则肢体麻痹；舌红绛，苔薄黄或薄黑而干，脉细数，均为阴虚里热之征。故本证为暑温病后期，暑热久羁，耗伤肾阴以致水火不济之证，宜选用连梅汤以清心滋肾。黄连阿胶汤，虽然亦适应于心肾不交之证，但方中清心泻火药与补肾滋阴药并重，适应于心火亢旺与肾阴不足的虚实并重证，以心烦不寐之心神失养症状为主；而连梅汤偏于滋肾阴，以心烦、消渴不已、肢体麻痹等虚证为主。故正确答案为B。

17. A。**解析：**本证因湿浊久困而蒙上流下，湿热郁蒸于上，清阳受阻，清窍被蒙则热蒸头胀，神迷不清；湿浊流于下，泌别失职故小便不通，既有上部头的症状，又有下部小便不通的症状，故正确答案为A。答案B湿热酿痰，蒙蔽心包，也可见到神志不清等心神的表现，但未有明显的小便不通等，答案B容易出错。答案C也可见到神识昏蒙，表现为大便不通，而答案E、D是混淆答案，皆不正确。

18. B。**解析：**湿热蕴毒证是湿温病中湿热并重的一种类型，是由湿热日久不解而成毒的一种病理，即湿、热、毒三者因素同时存在。既能清热，又可祛湿，还有解毒作用的方剂当为甘露消毒丹，故B答案正确。黄连解毒汤主要用于火毒病证，祛湿作用弱，因此解毒作用为共识，易错答为D。清瘟败毒饮适应于温热毒邪，不夹湿的病证，三仁汤用于湿重，与题干要求皆不符。

19. A。**解析：**本证之见寒热似疟，湿温病之邪阻膜原和伏暑病之暑湿郁阻少阳均可出现。但湿温病之邪阻膜原病机特点为湿浊重，故寒热似疟而寒甚热微、舌苔白厚腻浊或如积粉；该证暑重湿轻，故不难鉴别，正确答案为A。

20. E。**解析：**大头瘟之毒壅肺胃治疗时内服普济消毒饮，外敷三黄二香散。三黄二香散由黄连、黄柏、大黄和乳香、没药组成，乳香和没药有活血消肿止痛之作用。掌握三黄二香散适应证及功效特点，则不难选出E。

21. C。**解析：**本证为春温后期，邪热久羁而灼伤肾阴，心火亢盛之阴虚火炽证。阴虚火炽则身热；心火上炎则心烦不得卧；舌红苔黄或薄黑而干、脉细数为阴虚火炽之象。治疗应选用黄连阿胶汤以清心火、育肾阴。温病过程中热郁胸膈也可发生心烦不寐，治以栀子豉汤，但临床表现无肾阴耗伤之象，与本证可鉴别；暑温暑伤心肾证亦可出现心热烦躁，治以连梅汤，但其病机以肾阴亏为重，心火亢旺为轻，临床表现以消渴不已、肢体麻痹为主；而本证心火亢旺与肾阴亏耗并重。故正确答案为C。

22. B。**解析：**本证与阳明腑实证均有便秘，故可能会误选D，实则两证病机不同。本证便秘由肺燥不能布化津液所致，故无腹痛拒按、舌苔焦燥等症，且伴咳嗽多痰等肺经病变。两证在病位上有肺肠同病与单纯在肠之异，病情上有轻重之差异。

23. E。**解析：**邪热久羁不退，耗伤肝血肾阴，阴虚有热则低热羁留不退、手足心热甚于手足背；肾阴亏损，津难上承则咽干齿燥；阴精大亏，心神及耳窍失养则神倦耳聋；舌绛干紫暗痿软、脉虚软或结代为肝肾阴竭、脉络凝滞之象。故本证病机为热邪深入下焦，久留不退，耗伤肝血肾精而致真阴大伤的重证。

24. C。**解析：**本证里热炽盛则见身热不已；热扰心神则烦躁不安；胸膈灼热如焚为热灼胸膈之象；热盛伤津则唇焦、咽燥、口渴；热灼胸膈，腑气不通，或致便秘；舌红苔黄、脉滑数为里热炽盛之征象。所以选用凉膈散清泄膈热，方中以薄荷、连翘、竹叶清凉宣透热邪；黄芩、栀子苦寒，里清热邪；大黄、芒硝、甘草，即调胃承气汤，从大肠泄热，“以泻代清”，使热邪从下而出；栀子、竹叶导热从小便而出。所以凉膈散从里清、向外透、向下导，三个渠道给热邪找出路来清泄膈热，故选调胃承气汤或白虎汤，作用均太单一。

25. E。**解析：**身热、咳嗽、胸闷、舌质红、脉数，为气分热邪壅肺。肌肤红疹代表有出血现象，但是疹不是斑，说明病在营分。综合判断当为风温病肺热波及营分。所给答案中皆有治疗肺热发疹作用，但最佳答案为E，选吴鞠通《温病条辨》中银翘散去豆豉，加细生地、丹皮、大青叶、倍玄参方。答案D少了“倍”字，无此方名。答案C是吴鞠通治疗伏暑病初起的用方，在此选用不合适，A、B答案属一般临床加减用方，不属最佳答案。

二、多项选择题

1. AC。**解析：**本题易错选为ABCD答案。BD答案温热类、湿热类属于温病分类的方法，是按夹湿、不夹湿分的两大类疾病，与题干所问内容不符。E答案属于干扰答案，温病中也未有此说法。

2. BCE 。**解析：**暑为热之极，致病力强，且夏季气候炎热，人体的腠理疏松，门户大开，故夏季感受暑热病邪易越过表层而直接入里出现阳明里热证；暑为阳邪，热势极盛，故暑热病邪侵犯人体后易耗气伤津；夏季炎热且降雨量多，天暑下迫，地湿上腾，故暑热病邪易兼夹湿邪，所以正确答案为BCE。选项AD均为风热病邪的致病特点。

3. ACE。**解析：**叶天士讲：“入血就恐耗血动血，直须凉血散血。”所以热盛动血出现出血、瘀血的病变，治疗首先应清热凉血，其次生津养液，再者活血化瘀。故正确答案为ACE。热盛动血，出现多部位出血现象，清热凉血即可止血，切不可使用收敛固涩药止血以防留瘀化热，加重病情。

4. ABC。**解析：**本证身热，腹满便秘，为阳明腑实之象；口舌干燥，倦怠少气，为气阴两伤之表现，故治以攻下热结、益气养阴治法。

5. ACDE。**解析：**暑温初入阳明气分，治宜辛寒清气，选辛凉重剂白虎汤；暑邪进一步发展，耗伤津气，治宜清热涤暑、益气生津，选方宜用甘寒之剂王氏清暑益气汤而非沙参麦冬汤，因为沙参麦冬汤虽为甘寒之剂，但其适应于温病后期邪气不重而主在肺胃津亏，作用重在甘寒清养、滋润肺胃而无益气之功。暑热病邪易伤津耗气，王氏清暑益气汤中主以西洋参以补气生津。

6. AB。**解析：**桃仁承气汤与增液承气汤中均含有调胃承气汤的主药大黄和芒硝，但无甘草，所以不是调胃承气汤原方。故正确答案为 AB。

7. ABCDE。**解析：**清营汤用于春温病之热灼营阴证，其病机为营热炽盛而营阴耗伤。叶天士讲"入营犹可透热转气"，所以热灼营阴证的治疗大法为清营热养营阴佐以透热转气。清营汤中，运用咸寒犀角以清心凉营；苦寒黄连清心热；生地、玄参、麦冬清营热且养营阴；丹参凉血活血；竹叶、银花、连翘轻清宣透、透热转气。全方清热养阴、凉血活血、透热转气，故正确答案为 ABCDE。

8. AE。**解析：**菖蒲郁金汤是治疗湿热酿痰蒙蔽心包的方剂，方中有祛湿之药及清热药物，从所给的答案中，每组都有这两方面的特点。A、B 答案有菖蒲药物，二选一。连翘像心，能清心，故 A 答案正确。C、E 都有郁金，考虑到菖蒲郁金汤为治湿热并重方，清热较明显，故 E 答案中丹皮有明显清热作用，故 E 答案正确。黄芩、黄连为一般苦寒清热燥湿药，因其太寒凉，对于湿热蒙蔽心包所致的心神不利，故 D 答案错误。

9. ABCE。**解析：**升降散出自杨栗山《伤寒瘟疫条辨》，由"二虫"即僵蚕、蝉蜕，"二黄"即大黄、姜黄组成，分别起升清中之清和降浊中之浊的作用，故名"升降散"。

10. AE。**解析：**湿热疫毒阻遏膜原证，其症见：初起畏寒壮热，继而但热不寒，头痛且重，面目红赤，痧粒显现，肢体沉重酸楚，纳呆，胸脘痞闷，呕逆或呕吐，秽气喷人，腹满胀痛，腹泻或便秘，小便短赤，舌红绛，苔白厚腻浊如积粉，脉濡数。其中的初起畏寒壮热，继而但热不寒，舌红绛苔白厚腻浊如积粉为主症，即辨证要点，答案 BD 在他证中亦可出现，非湿热疫毒阻遏膜原之特有症。

三、填空题

1. **答案：**《湿热病篇》

解析：填空题比较难，考点主要来源于教学大纲中掌握的内容，既有熟记的知识，也有背诵的内容。本题若只考虑第一部热病专著，把题干中的"湿热病"当为"温热病"，易错答为《温热论》。填空题要求所填内容的字、词、句要完整，如本题答案中书名号不能省。

2. **答案：**气分

解析：本证为湿蒙心包，为气分证的一种病理变化。除了神志昏蒙外，尚有舌苔垢腻，脉濡滑数等。因为舌质不绛，所以本证不属于营分证，又因为未见出血，也不属于血分证。卫分证一般情况下，也未有神志改变，所以题空中应填气分证。

3. **答案：**阳明热毒、太阴风热

解析： 陆子贤总结斑疹成因原文。

4. **答案：** 中燥增液

解析： 部分学生对秋燥病初、中、末三期治疗大法掌握不扎实，“上燥治气”及“下燥治血”均用“治”字来描述，故想当然认为“中燥治液”。

5. **答案：** 清宫汤

解析： 清宫汤是治疗热陷心包证神昏症较轻者，病情重时需送服“三宝”。清营汤与清宫汤一字之差，同为吴鞠通方剂，清营汤是治疗热入营分方。

6. **答案：** 才可清气、透热转气、耗血动血、凉血散血

解析： 考查《温热论》原文第 8 条内容。入营犹可透热转气，而非透营转气。热入营分，可在清营泄热养阴基础上加上轻清宣透药物使热邪从营分转出气分而解。

四、名词解释

1. **答案：** 温疫是指具有温热性质及强烈传染性，并能引起流行的一类疫病。

解析： 名词解释一般为 2 分。所给出的正确答案在评分上一般根据两层内容判断。一层内容 1 分。答出“温热性质”给 1 分，写出“强烈传染性，并能引起流行”给 1 分。最容易出错的地方是最后的宾语，本来温疫是一类疾病，最后把它说成是一类致病因素，就成了戾气的概念了，答题时一定细心。

2. **答案：** 温病是感受温邪为病因，以热象较著，化燥伤阴为病机特点，临床以发热为主症的一类急性外感热病。

解析： 中医对一个疾病定义时往往离不开五个方面的内容：病因、病机、部位、症状、特征，即因、机、位、症、征。温病定义体现了四个方面，因为温病部位是全身的，不同的温邪可能导致不同的部位，所以在温病定义中没有提及部位。温病的特征是外感热病。记住了这五个方面内容，对于中医疾病的定义就容易理解了。

3. **答案：** 战汗指温病发展过程中突见肢冷爪青、脉沉伏，继而全身战栗，大汗淋漓的表现。多为邪气留连气分日久，邪正相持，正气奋起鼓邪外出的表现。

解析： 战汗的发生机制为邪气留连气分日久，邪正相持，正气奋起鼓邪外出之征象。本题答案应包括表现及机制两个方面。

4. **答案：** 烂喉痧是感受温热时毒而引起的，以发热、咽喉肿痛糜烂、肌肤丹痧密布等为主要临床特征的一种急性外感热病。

解析： 本答案中有三层意思，一是本病的病因，即温热时毒；二是“三大症状”，即发热、咽喉肿痛糜烂、肌肤丹痧密布；三是急性外感热病。三层表达意思中，尤其是前二者最重要。

5. **答案：** 逆传心包是指邪在上焦肺卫不解，又不顺传中焦阳明气分，而直犯心包，出现神昏谵语的过程。

解析： 将肺卫与肺胃相混，回答错误，或未描述邪犯心包而出现的症状神昏谵语。

五、问答题

1. **答案：**（1）在病因上：温热类温病是由不兼湿的温热病邪所引起，湿热类温病是由湿

热病邪所引起。（2）在病势上：温热病多起病急骤，传变较快；湿热病多起病较缓，传变较慢，缠绵难解。（3）在脉症上：温热病以纯热无湿，热重阴伤为主要特点，一般发热较高，极易伤津耗液，病程中温热之邪易陷营血，出现热闭心包，热盛动血、动风等危重证候，后期多见肺胃阴伤、真阴耗损、阴虚动风乃至阴竭阳脱证。（4）湿热温病以有湿有热，湿遏清阳，郁阻气机为主要特点，一般初起热势不重，呈现身热不扬特点，病程发展出现但热不寒。容易遏伤阳气，病程中每留恋气分，以脾胃为中心，多三焦症状并见，易酿痰浊蒙蔽清窍，后期多湿化伤阳，亦可化热伤阴。（5）在治疗上，温热病以清热救阴为基本治则；湿热病以化湿清热，宣畅气机为基本治则。

解析：病与病的鉴别要注意从病因、病机、部位、症状、特征五个方面回答。另外，温热、湿热一字之差，反映了阴阳的两个方面，答此类题时，要对应着书写内容。

2. **答案：**（1）卫分证的基本病理是温邪初袭，肺卫失宣。辨证要点是发热，微恶风寒，舌苔薄白，舌边尖红，脉浮数。（2）气分证的基本病理是邪正剧争，热炽津伤。辨证要点是壮热不恶寒，口渴，苔黄，脉数；或发热脘腹痞满，苔腻。（3）营分证的基本病理是营热阴伤，扰神窜络。辨证要点是身热夜甚，心烦，时有谵语，舌质红绛。（4）血分证的基本病理是血热扰心，迫血耗血，热瘀互结。辨证要点是多部位、多窍道出血，斑疹密布，舌质深绛。

解析：题干中要求的答案内容是辨证要点，要点中临床表现既不能多写，也不能少写，更不能写成每一证的所有临床表现。基本病理也是教材中内容的高度概括，严格按照教材内容书写，不可写的太多，也不要漏掉基本病理中的主要内容。如气分证的基本病理中要注意一个“剧”字，体现了气分证正邪抗争的基本病理；血分证中要注意一个“瘀”字。营分证的基本病理概括的最好，每两个字就是一组病理，每两个字就会产生一组症状。

3. **答案：**（1）宣白承气汤，适应证：肺热腑实（或痰热壅肺，腑有热结）。症见：身热，痰涎壅盛，喘促不宁，腹满，便秘，苔黄腻或黄滑，脉右寸实大。（2）牛黄承气汤，适应证：热入心包，兼阳明腑实。症见：身热，神昏，舌蹇，肢厥，便秘，腹部按之硬痛，舌绛，苔黄燥，脉数沉实。（3）增液承气汤，适应证：热结液亏。症见身热不退，大便秘结，口干唇裂，舌苔干燥，脉沉细数。（4）导赤承气汤，适应证：阳明腑实，兼小肠热盛。身热，腹满，便秘，小便涓滴不畅，溺时疼痛，尿色红赤，时烦渴，舌红，脉数。（5）桃仁承气汤，适应证：热瘀互结下焦。症见：少腹坚满，按之疼痛，小便自利，大便色黑易下，神志如狂，时清时乱，口干，漱水不欲咽，舌紫绛或有瘀斑，脉细涩。

解析：吴鞠通五个承气汤方名很有特点，知道了方名基本上就能了解作用和适应证，而组成也变得较为简单。每个方中都有两部分病机，产生的症状自然也有两部分，合起来就是该方所治的表现。

六、病案分析题

答案：

病名：伏暑病（2分）。

当前证候：暑湿夹滞阻结肠道，传导失司（3分）。

治法：清热化湿，导滞通下（3分）。

方剂：枳实导滞汤（3分）。

药物组成：枳实、大黄、厚朴、槟榔、黄连、连翘、紫草、木通、神曲、山楂、甘草（4分）。

解析：患者病发时值秋月，初起里热证候明显，为暑邪内郁，新感诱发，表里同病，故诊为伏暑病之为暑湿与积滞互结，肠道传导失司证。暑湿积滞蕴结于里，相互交蒸，故发热不退，胸腹灼热；浊气上逆，胃气不降，故恶心欲呕；湿热积滞，交结于肠腑，故大便溏而不爽，色黄热臭；舌红苔黄垢腻，脉滑数为湿热积滞之象。伏暑与湿温，虽然病邪方面均既有热又有湿，但湿温初起湿邪为主，伏暑初起暑热为主，故二者不难鉴别。

B卷

扫码获取
同步习题

一、单项选择题（本大题共25题，每题1分，共25分。每小题有A、B、C、D、E五个备选答案，其中只有一个为最佳答案，多选、错选均不得分）

1. “始能脱却伤寒，辨证温病”的医家是（　）
   A．王安道　B．雷丰
   C．柳宝诒　D．刘河间
   E．杨栗山

2. 根据临床特点命名的疾病是（　）
   A．大头瘟　B．春温
   C．冬温　D．风温
   E．温疫

3. 以下不属于新感温病的是（　）
   A．春温　B．暑温
   C．湿温　D．风温
   E．大头瘟

4. 燥热病邪致病有别于其他温邪的基本特点是（　）
   A．多发生在秋季
   B．从口鼻上受
   C．以肺经为病变中心
   D．病起即见鼻唇咽等明显津液干燥征象
   E．多损伤脾胃

5. 后期伤阴又伤阳的为以下何种病邪（　）
   A．风热病邪　B．湿热病邪
   C．时毒病邪　D．暑热病邪夹湿
   E．燥热病邪

6. 温病卫分证的辨证要点是（　）
   A．发热，微恶寒，口微渴
   B．发热而渴，不恶寒
   C．发热，咳嗽，口渴甚
   D．发热轻恶寒重，头痛无汗，脉浮紧
   E．寒热头痛，呕恶不食，舌红，脉浮数

7. 温病邪在气分时不涉及（　）
   A．手太阴肺　B．足阳明胃
   C．足少阴肾　D．足太阴脾
   E．手阳明大肠

8. 以下哪种热型不属于气分证范围（　）
   A．身热不扬　B．发热夜甚
   C．日晡潮热　D．壮热
   E．寒热往来

9. 热入心包的舌象是（　）
   A．绛而干燥　B．纯绛鲜泽
   C．舌尖红赤起刺　D．舌红中有裂纹
   E．干枯而萎

10. 温病牙齿燥如枯骨，其病机是（　）
    A．胃热津伤
    B．肾阴枯竭
    C．肝肾阴伤，虚风内动
    D．温病初起，表气不通
    E．肾阴耗伤，虚火上炎

11. 温病战汗多发生在（　）
    A．卫分阶段　B．气分阶段
    C．营分阶段　D．血分阶段
    E．恢复期阶段

12. 下列不属于通下逐邪法的是（　）
    A．通瘀破结　B．通腑泄热
    C．导滞通便　D．增液通下
    E．滋阴润肠

13. 温病证见恶寒微热，头重如裹，身体困

重，少汗出，胸痞，苔白腻，脉濡缓等。治宜(　)

A. 新加香薷饮　B. 藿朴夏苓汤

C. 王氏连朴饮　D. 黄芩汤

E. 蒿芩清胆汤

14. 气营两清法的代表方剂是(　)

A. 清营汤　B. 化斑汤

C. 犀角地黄汤　D. 清瘟败毒饮

E. 加减玉女煎

15. 症见高热，面赤，烦渴，汗大出，抽搐，舌红，苔黄燥，治宜(　)

A. 通腑泄热，凉肝息风

B. 泻火清营，凉肝息风

C. 凉血散血，凉肝息风

D. 清气泄热，凉肝息风

E. 以上均不是

16. 叶天士所述温病救阴的特点是(　)

A. “救阴不在血，而在养其津”

B. “救阴不在液，而在养其血”

C. “救阴不在血，而在津与汗”

D. “救阴不在津，而在敛其汗”

E. “救阴不在血，而在清其热”

17. 预防传染病的最积极有效的直接措施是(　)

A. 预施药物

B. 接种免疫

C. 锻炼身体以增强体质

D. 顺应四时

E. 注意环境、个人、饮食卫生

18. 暑温初起多见(　)

A. 卫分证　B. 阳明气分证

C. 表里同病证　D. 阴伤证

E. 暑入心营证

19. 秋燥初、中、末三期的治疗大法是(　)

A. 上燥增液，中燥治气，下燥治血

B. 上燥治气，中燥治血，下燥增液

C. 上燥增液，中燥治血，下燥治气

D. 上燥治气，中燥增液，下燥治血

E. 上燥治血，中燥治气，下燥增液

20. 身热，腹满便秘，口干咽燥唇裂，倦怠少气，肢体颤动，苔黄燥或焦黑，脉沉弱。其病机是(　)

A. 阳明腑实

B. 阳明腑实兼阴液亏损

C. 阳明腑实兼气液两虚

D. 阳明腑实兼小肠热盛

E. 阳明腑实兼气虚

21. 症见身热，腹满便秘，烦渴，小便短赤，涓滴不畅、疼痛。宜用(　)

A. 大承气汤　B. 枳实导滞汤

C. 解毒承气汤　D. 导赤承气汤

E. 桃仁承气汤

22. 叶天士所述湿热之邪流连三焦时，治法宜(　)

A. 和解表里　B. 益胃

C. 清热　D. 分消上下

E. 滋肾

23. 湿热酿痰蒙蔽心包，神志异常的主要特征是(　)

A. 时清时昧　B. 神昏谵语

C. 昏愦不语　D. 谵妄如狂

E. 表情淡漠

24. 按三焦辨证，病在足少阴的病理主要是(　)

A. 邪热壅肺，肺气闭郁

B. 水不涵木，虚风内动

C. 热盛动血，心神扰乱

D. 热灼营阴，心神被扰

E. 邪热久羁，耗损肾阴

25. 温疫卫气同病证正确选方是（　）

A. 犀角地黄汤

B. 银翘散加生地、丹皮、赤芍、麦冬方

C. 黄芩汤

D. 增损双解散

E. 托里举斑汤

二、多项选择题（本大题共10题，每题1分，共10分。每小题有A、B、C、D、E五个备选答案。每题有两个或两个以上的正确答案，多选、少选、错选均不得分）

1. 风热病邪致病特点有（　）

A. 先犯肺卫　B. 易逆传心包

C. 易于化燥伤阴　D. 易伤肝肾真阴

E. 以脾胃为病变中心

2. 温热病引起神昏谵语的常见原因有（　）

A. 热扰心包　B. 营热扰心

C. 血热扰心　D. 胃肠实热扰心

E. 湿热酿痰蒙蔽心包

3. 下列属于外发斑疹逆证的是（　）

A. 斑疹稠密成片

B. 斑疹分布稀疏均匀

C. 斑疹色黑而晦暗

D. 斑疹外出如履透针

E. 斑疹紧束有根

4. 温病后期，尤其见于暑温后期，余邪未尽，痰瘀滞络，闭阻机窍，症见低热、肢颤拘挛、神呆者，其治疗方法是（　）

A. 清解余邪　B. 活血通瘀

C. 化痰搜络　D. 清心开窍

E. 化浊开窍

5. 加减复脉汤的药物组成是（　）

A. 炙甘草、麻仁、麦冬、干地黄

B. 生牡蛎、生龟板、生鳖甲

C. 生白芍、阿胶

D. 鸡子黄、五味子

E. 熟地、吴茱萸、茯苓

6. 蒿芩清胆汤的药物组成包括（　）

A. 青蒿、黄芩、半夏

B. 碧玉散

C. 茯苓、滑石、陈皮

D. 枳壳、竹茹

E. 栀子、淡豆豉

7. 叶天士提到“到气才可清气”，其言外之意有（　）

A. 邪在卫分，不可早投清气之剂

B. 到气非予轻清宣气不治

C. 气分之证虽见，但卫分之证未罢，不可纯用清气之品

D. 到气非予辛寒清气不治

E. 初入气分，不可早投苦寒重剂

8. 热闭心包证的辨证要点是（　）

A. 舌绛　B. 汗多

C. 神昏　D. 脉洪大

E. 肢厥

9. 苔白腻而舌质红绛见于（　）

A. 脾湿未化，胃津已伤

B. 热毒入营而湿邪未化

C. 湿热秽浊，郁闭膜原

D. 湿遏热伏

E. 湿遏卫气

10. 下列属于湿温邪遏卫气证表现的有（　）

A. 寒甚热微，身痛有汗

B. 头重如裹

C．胸院痞闷

D．身热不扬，午后较显

E．苔白腻，脉濡缓

三、填空题（本大题共8题，每空1分，共9分）

1．提出戾气病因学说的医家是________。

2．温病的发生往往与季节有密切的关系，故有________之称。

3．具有攻窜流走，蕴结壅滞特点的致病邪气是________。

4．杨梅舌的特征是________。

5．春温病的治疗当以________为原则，并注意养阴透邪。

6．甘寒养肺胃之阴的代表方剂是________。

7．若斑出热不解者，________也，主以甘寒。

8．《湿热病篇》原文第1条提纲证说：“湿热证，始恶寒，后__________，汗出胸痞，________，口渴不引饮。”

四、判断对错题（本大题共5题，每题1分，共5分）

1．湿温余邪未净可用薛氏五叶芦根汤。（　）

2．传染性是温病的基本特征。（　）

3．风热、燥热之邪均可犯肺出现咳嗽等症。（　）

4．上焦证既可出现卫分证、气分证又可出现营分证。（　）

5．白痦发于肌表，其病位在卫不在气。（　）

五、名词解释（本大题共3题，每题2分，共6分）

1．广义伤寒

2．疠气

3．透热转气

六、问答题（本大题共4题，共30分）

1．上焦手厥阴心包的证候类型、基本病理变化、临床表现和辨证要点各是什么？（8分）

2．但热不寒发热类型有哪些？其临床意义各是什么？（8分）

3．什么是祛湿清热法？其分类运用及代表方是什么？（6分）

4．暑伤津气的临床表现、治法及代表方药各是什么？（8分）

七、病案分析题（本大题共5题，15分）

患者，男，22岁。2000年8月22日因持续发热1周入院。

患者8月15日下午因游泳后，感觉疲乏、纳呆，当晚渐见发热，伴有恶寒、头身疼痛，胸闷欲呕，无咽痛、咳嗽等。起病后多次门诊就医，诊为“感冒”，予感冒灵、银翘片等治疗，未见明显好转。近2天来发热日渐增高，以下午及入夜为甚，体温高达39～40℃，伴汗出，头重痛，神情倦息，四肢困重，胸闷脘痞，口干不欲饮，恶心不饥，便溏不爽，日行2～3次，小便黄短。8月22日由门诊拟“高热待查”收入院诊治。接诊时，体温40℃，余证同前，面色淡黄，舌质红，苔黄浊腻，脉滑数。请写出本病的病名（2分）、当前证候（3分）、治法（3分）、方剂（3分）、药物组成（4分）。

B卷答案解析

一、单项选择题

1. A。**解析：**元末明初医家王安道提出清里表自解治法，突破了刘河间表里双解观点，对于温病的治疗敢于清泄里热，被吴鞠通称为“始能脱却伤寒，辨证温病”的医家。本题容易错答为D，刘河间虽为开创温病先河之人，又是寒凉派代表人物，但未完全脱离伤寒。雷丰、柳宝诒、杨栗山主要是针对时病、伏气温病、疫病有所发挥，三人都属于清代。

2. A。**解析：**根据临床特点命名也就是根据临床表现命名。答案A大头瘟，临床表现就是头大的瘟病，所以A正确。再如烂喉痧就是咽喉糜烂，皮肤上有出血点，也是根据临床特点命名的。春温、冬温有季节的“春、冬”二字，属于季节命名原则。答案D有六淫“风”字在前，故属于四时主气命名。温疫是按照流行情况来命名，容易错答为E。

3. A。**解析：**答案A春温属于伏气温病，可用排除法，余下的为新感温病。湿温、风温属新感温病无疑，暑温因为初起无明显卫表证，往往误把此病归属于伏气温病，易导致答题错误。大头瘟发于春冬，为感受时令风热时毒所致，初起也有卫表证，属于新感温病。

4. D。**解析：**燥热病邪具干燥之性，加上热盛则伤津，所以燥热病邪易伤人体阴津，病变初起即见口鼻唇咽等明显津液干燥征象。燥热病邪与风热病邪均可出现从口鼻上受，以肺经为病变中心等特点；湿热病邪多损伤脾胃。而燥热病邪致病多发生于秋季非独燥热所见，风热病邪等亦可出现。故正确答案为D。

5. B。**解析：**湿为阴邪，热为阳邪，故湿热病邪为一“半阴半阳”邪气；在湿热性疾病病变过程中，湿热病邪既可从阴化寒亦可从阳化热，故既可伤阴又可伤阳，与一般温病后期以阴伤为主的特征不同。正确答案为B，误选D暑湿病邪，可能认为暑湿病邪亦为既有湿又有热，和湿热病邪类似，但实际非是。暑湿病邪虽然既有湿又有热，但病证表现以暑热为主，所以病变后期还是以暑热炽盛伤阴为主。

6. A。**解析：**此题考的是辨证要点而不是卫分证的所有表现。卫分证是温邪侵入人体初起的一个证候类型，发热恶寒同时存在是卫分证的基本发热热型，所以凡是有不恶寒内容者，说明为里证，不是卫分证的特点，故选项B、C可以排除。E选项有舌红、呕恶不食，虽有寒热，属于里证。A选项及D选项中，都是表证，但D选项是属于寒邪束表。

7. C。**解析：**温病气分证范围很广，涉及的脏腑也很多，上、中、下三焦脏腑均可有气分病变。选项C足少阴肾属下焦，病变属营血分，因此足少阴肾病变是疾病后期温邪伤及人体阴液后出现的病理改变，人体正气严重不足，属虚证，因此C是正确答案。手太阴肺属上焦，既可表现为卫分证，也有气分证。选项B、D属中焦证，所有的中焦证都属于气分证。E选项容易选错，因为大肠部位居下，其病变误被当作下焦证。其实虽部位在下，但手阳明大肠仍属于气分证。

8. B。**解析：**壮热，为邪入气分，邪正剧争之热；日晡潮热，为热结肠腑所致，是阳明气分证；身热不扬，为湿热病邪蕴阻卫气，湿重于热，热为湿遏，湿蕴热蒸所致；寒热往来，为少阳枢机不利之象，属于气分证；发热夜甚，为温病热入营分，劫灼营阴之征象。

9. B。**解析：**叶天士讲："纯绛鲜泽者，包络受病也。"温病热入心包多见舌色绛而鲜明润泽；舌绛而干燥多为邪热入营，营阴耗伤之征象；舌尖红赤起刺多为心火上炎之象。故正确答案为B。

10. B。**解析：**牙齿燥如枯骨色，是指牙齿不仅表面干燥，而且里面也干燥，像枯骨一样，灰白晦暗没有光泽。正如叶天士说："若如枯骨色者，肾液枯也，为难治。"指热邪深入下焦，使肾阴耗竭，精枯髓干不能充养牙齿而致燥如枯骨。

11. B。**解析：**战汗为邪气留连气分，邪正相持，正气奋起鼓邪外出之征象。多发生在气分证的高热期，在气分高热阶段，邪气强盛，但正气不衰，正邪对峙，势均力敌，正邪相争激烈，人体功能极度亢奋，就可能出现战汗。

12. E。**解析：**通下逐邪法是指用通下的药物通导燥屎、积滞或瘀血，使腑气通畅、邪气外解的治法。其中包括通腑泄热法，是用苦寒攻下药物组成方剂以荡涤腑实、泄除实热的治法；导滞通下法，是用清热祛湿、行气导滞与通下的药物组成方剂以通导湿热积滞的治法；增液通下法，是用苦寒攻下与滋阴增液的药物组成方剂以攻补兼施、增液通下的治法；通瘀破结法，是用通下与活血的药物组成方剂以泄热逐瘀、破散下焦瘀血的治法。滋阴润肠属于养阴生津法，而不属于通下逐邪法。

13. B。**解析：**本证属外感湿热邪气，初起以湿邪为主，热蕴湿中，热象不显的证候。治疗选择藿朴夏苓汤以宣表化湿。

14. E。**解析：**气营两清法适应于温病之气营两燔证，其气分热毒炽盛而血分热毒亦盛，治疗时必须清气热与清营热并施，不可偏治某一方，方宜选加减玉女煎。清营汤适应于单纯营热炽盛且营阴耗伤；化斑汤、清瘟败毒饮适应于气血两燔证；犀角地黄汤用于热盛动血出血证。故正确答案为E。

15. D。**解析：**本证高热，面赤，烦渴，汗大出，舌红，苔黄燥为气分热盛之象；气分热盛引动肝风则见肢体抽搐。温病过程中出现的热盛动风，治疗时应以解除实热因素为主，兼以凉肝息风，此证为气分热盛引动肝风，故应以清气泄热、凉肝息风为法。

16. C。**解析：**"救阴"是针对温热病伤阴而言。在温热病种，温热伤阴主要是指耗伤津液，即使是营、血分证，也是以血中津液耗伤为主，而不是造成血虚；同时，在温热病中由于高热蒸腾，多见汗出，汗为津液所化，汗出就更伤津。所以叶氏特别提出"救阴不在血，而在津与汗"。

17. B。**解析：**温病是一类急性外感热病，大多数温病具有传染性、流行性，且起病急、传变快、来势猛、病情重。采取有效措施加以预防，可以在一定范围内控制其发生。B答案接种免疫是目前针对某些传染病最有效的直接措施。预施药物是治疗疾病发生后的方法，不能作为预防传染病最积极有效的措施，故容易错答为A。锻炼身体、顺应四时及注意环境、个人、饮食卫生只是平时培固正气、增强体质的一般方法，需要持之以恒、坚持不懈才能见效。

18. B。**解析：**暑温是夏季感受暑热病邪而引起的，夏季气候炎热，人体腠理疏松，而且暑为热之极，暑热病邪致病暴戾，在人体腠理空疏的情况下很容易入侵人体而长驱直入，从而在发病之初即见阳明里热炽盛而无表证。故正确答案为B，由于暑温病为新感温病，一般新感温病初起具有表证特点，所以可能会误选A，但是暑温特殊。

19. D。**解析**：秋燥病初期，病在上焦肺，治宜清热宣肺、甘寒滋润，故曰“上燥治气”；秋燥病中期，病在中焦胃，治宜在清泄里热的同时，用甘凉濡润之品滋养胃肠的阴液，故曰“中燥增液”；秋燥病末期，燥热化火深入下焦肝肾，治宜滋养肝肾、填补真阴，故曰“下燥治血”。

20. C。**解析**：身热、腹满、便秘为热结肠腑之象；口干咽燥唇裂为阴液损伤严重；倦怠少气、脉弱说明气的损伤亦重；阴液大亏而致肝阴不足、筋脉失养，可见四肢震颤抽搐；肠腑燥热太盛而阴液大伤，所以舌苔黄燥或焦黑。此证是在阳明腑实基础上又出现严重的气阴两虚，故正确答案为C。

21. D。**解析**：本证身热、腹满、便秘为热结肠腑之象；热盛伤津则烦渴；小肠火腑热盛则小便涓滴不畅、溺时疼痛、尿色红赤。所以本证为肠腑热结、小肠热盛，单纯用攻下腑实法则下之不通，因为不仅大肠燥热，而且小肠热盛，下移膀胱，不清泄火腑小肠之热，则小肠之热也可影响到大肠，所以治疗应攻下热结、清泄火腑，以导赤散与调胃承气汤加减而成的导赤承气汤治之。

22. D。**解析**：湿热滞留手少阳三焦，虽然叶天士讲“亦如伤寒中少阳病也”，但伤寒中少阳病以邪在足少阳胆，枢机不利为主，故以小柴胡汤和解表里；湿热滞留手少阳三焦病机主要以三焦水道不利、气机不通为主，故应该用分消走泄法以祛除湿邪、宣通三焦气机。

23. A。**解析**：湿热酿痰蒙蔽心包，是由湿与热两种病理因素蒙扰了心神。因湿邪随着自然界阳热的变化，化湿的能力也会加强或减弱，故其引起的神志异常的特征是神志昏蒙，时清时昧，正确答案为A。神昏谵语、昏愦不语、谵妄如狂，多属于热陷心包或热闭心包。表情淡漠多指湿热之邪的一般神志症状，不是湿热酿痰蒙蔽心包的主要表现，容易错答为E。

24. E。**解析**：足少阴指的是足少阴肾，属下焦辨证，显然E答案正确。下焦辨证除了足少阴肾之外，还有足厥阴肝经，即B答案水不涵木，虚风内动。本题易错答为B，原因即在于此。邪热壅肺，肺气闭郁属于手太阴肺经病变，D答案为热入营分证，C答案为热入血分证。本题只要仔细审题，认清“足少阴”三字，结合中基经络配脏腑理论，很容易选出正确答案。

25. D。**解析**：温疫初起，在里之邪郁热拂郁于表，或疫邪由外传里，均可出现邪热充斥表里的卫气同病证，宜选增损双解散宜表里双解。B答案银翘散加生地、丹皮、赤芍、麦冬方为伏暑病卫营同病之所用方，故在银翘散基础上加入生地、丹皮、赤芍、麦冬等以疏解表热、凉营养阴。答案A、C、E皆非。

二、多项选择题

1. ABC。**解析**：因为风与热都是阳邪，它们的特点是上行、发散、疏泄，所以容易使腠理开泄而发病。肺为华盖，位居五脏六腑的最上部，所以风热病邪“上受”必然首先侵犯肺系，而肺系第一层就是卫分。由于风邪“善行数变”而温邪“热变最速”，故风热病邪入侵人体变化较快，少数患者在邪犯肺卫后未传阳明而直接传入心包，即“逆传心包”；风与热俱属阳邪，故风热病邪易化燥伤阴。故正确答案为ABC，风热病邪虽易伤阴，但病变后期多伤肺胃之阴，而伏寒化温的温热病邪致病易伤肝肾之阴，湿热病邪致病以脾胃为病变中心，所以选项D或E均为错误答案。

2. ABCD。**解析：**审题不仔细，问得是温热病中引起神昏谵语的常见原因，应排除E。

3. ACDE。**解析：**斑疹外现的临床意义应从斑疹的色泽、形态、分布结合全身脉证进行综合分析。其色泽“红轻、紫重、黑危”；其形态松浮色鲜为顺证，紧束有根似如皮钻出或如履透针为逆证，说明热毒深伏，血液干涸瘀结；其分布稀疏均匀，说明热邪轻浅，邪出有路，属顺证，若分布稠密成片，说明热毒深重，预后不好，属逆证。故正确答案为ACDE。

4. ABC。**解析：**在暑温病的过程中，由于暑热伤津而导致血中津液不足，血液凝聚而形成瘀血；气分的热邪灼伤津液，是津液凝聚而形成痰，痰与瘀阻塞经络，导致经络不通、机窍阻闭，出现肢颤拘挛、神呆者。治疗应化痰祛瘀、搜剔通络、清解余邪，故正确答案为ABC。

5. AC。**解析：**加减复脉汤用于春温病之真阴亏损证，方由《伤寒论》炙甘草汤去人参、桂枝、生姜、大枣加白芍而成。吴鞠通在《温病条辨·下焦篇》讲：“在仲景当日，治伤于寒者之结代，自有取于参、桂、姜、枣，复脉中之阳；今治伤于温者之阳亢阴竭，不得再补其阳也。”加减复脉汤，方中白芍、生地、阿胶、麦冬滋养肝肾之阴，炙甘草、麻仁扶正润燥，全方共奏滋阴退热、养阴润燥之功。是治疗温邪深入下焦，肝肾阴伤而呈邪少虚多证的主方。

6. ABCD。**解析：**蒿芩清胆汤用于治疗伏暑病之暑湿郁阻少阳证。青蒿、黄芩清泄少阳；半夏、陈皮、枳壳辛开理气；竹茹清热和胃；茯苓、碧玉散清利湿热。

7. ACE。**解析：**气分阶段是温病病变过程中病机比较复杂的阶段，涉及脏腑最多，范围广泛。邪热初入气分宜用轻清宣气法，不可早投苦寒重剂；初入气分尚兼卫分证未罢，则须兼以解表；邪入气分，还须针对邪气所在的不同部位，选用相应的寒凉药物，或辛寒清气或苦寒直折；若高热伤津，肠燥津亏形成燥屎与热邪互结的肠腑热结证，还须用苦寒攻下法。总之，要随证治之，灵活选择方法、方药。

8. ACE。**解析：**热闭心包证属于营分证，但又不同于营分证。热闭心包证以热为主，阴伤较轻，类似营分证阴伤中的舌象，故A答案正确。热闭心包，心主神明，故有神昏。心窍为邪热闭阻，气血周行不畅，不能布达四肢，故四末失去温煦而厥冷不温，一般冷不过肘膝，故C、E答案正确。本题容易将肢厥症的辨证要点忽略，因此，上焦辨证中心包证的基本表现、辨证要点及基本病理都需要强记。

9. BD。**解析：**舌苔白而垢腻，舌质红绛，一般属气分证，为湿遏热伏之征象，是由湿热病邪在气分，湿邪阻遏而致热邪内郁不能外达所致；除此，热邪已入营分而又兼有湿邪未化者也可见到苔白腻而舌质红绛之舌象。故正确答案为BD，脾湿未化、胃津已伤之舌象多表现为舌苔较厚，色白而干燥，舌质偏红。

10. BCDE。**解析：**湿温邪遏卫气证是湿温病中重点内容，从临床表现、治法及治法“三禁”皆需要掌握。此处的邪是指湿热，临床表现有卫分及气分两部分的症状组成，湿温初起时往往表现为明显的湿重于热，故B、C、E答案皆对。答案A容易出错，寒甚热微、身痛有汗往往是湿重阻于膜原的热型，与本题不符，故A答案错误。D答案身热为扬、午后较显也是湿温初起邪遏卫气常见的热型。

三、填空题

1. **答案：**吴又可

解析：戾气病因学说的提出见于吴又可《温疫论》，此处不可填写《温疫论》，因为要求填写的是医家，审题需仔细，应填写吴又可或吴有性。吴又可、《温疫论》、戾气学说、第一部传染病专著，此四者为常考内容，学习时要领会贯通。

2. **答案：**四时温病

解析：温邪具有季节性特点，因而导致的温病也具有季节性，故温病称为四时温病。春夏秋冬某个季节，某种病发病率较高，此为温病的季节性特点。如春天多风温，夏天多暑温，长夏多湿温，秋天多秋燥等。

3. **答案：**时毒病邪

解析：本章介绍的温邪种类有七种，其中疫疠病邪与时毒病邪比较特殊，时毒病邪在火热之性基础上，具有攻窜流走、蕴结壅滞的特点。

4. **答案：**舌焦紫起刺

解析：杨梅舌，因其舌体紫红而有点状颗粒突起于舌面，状如杨梅而得名，为血分热毒极盛之表现。回答舌红赤或仅回答状如杨梅，都未准确描述出杨梅舌的特征。

5. **答案：**清泄里热

解析：春温病是伏邪内发的病变，初起就以里热为主，所以总的治疗原则是清泄里热，同时要注意养阴透邪。春温病初起，里热兼卫表证则须在清泄里热同时加入解表达郁的药物，即解表清里，若无卫表证则清泄里热即可。

6. **答案：**沙参麦冬汤（或益胃汤）

解析：沙参麦冬汤为甘寒药物组成，主治上焦肺阴伤，中焦胃阴伤，是肺胃阴伤的代表方剂。益胃汤也可，但力量及清余热作用不如沙参麦冬汤。

7. **答案：**胃津亡

解析：原文填空必须准确严密，正确答案为胃津亡而非胃阴亡。

8. **答案：**但热不寒；舌白

解析：本题填空题考的是经典原文填空，要求将正确内容填写在引号里边。古人说的原话，在填写过程中，对内容要求严格，必须按原文填写，意同而字不同的答案不得填写。《湿热病篇》原文第 1 条提纲证是重点，也是难点，尤其是本条自注，论述到湿热病的发病、病因病机、部位及与伤寒、春温病的鉴别等，此条需背诵。

四、判断对错题

1. **答案：**对

解析：湿温后期，湿热之邪虽退，但余邪未净，胃气未舒，脾气未醒，治疗时只宜轻清宣化，不可再滥施重剂克伐，薛生白的五叶芦根汤取其极轻清之品，以宣上焦阳气，为正确治疗方剂。

2. **答案**：错

解析：传染性是指大多数温病病种而言，也有少数温病并不具有传染性，因此，不能以传染还是不传染判断是不是温病的基本特征，温病的基本特征是发热。

3. **答案**：对

解析：肺为华盖，位居五脏六腑的最上部，所以风热病邪“上受”必然首先侵犯肺系；燥热病邪从口鼻而人，燥为秋令主气，肺属燥金，同气相从，所以亦先犯肺。故风热、燥热之邪均可犯肺出现咳嗽等症是正确的。

4. **答案**：对

解析：三焦辨证的上焦证涉及的脏腑有肺和心两脏，在肺脏有肺卫证、肺热气分证。病邪若是在心包，温热性质的邪气在心包，机窍阻闭的话，是属于营分证。湿热性质的邪气在心包，属于气分证。故上焦证既可出现卫分证、气分证又可出现营分证的说法是正确的。

5. **答案**：错

解析：白㾦见于湿热病，病机为湿热郁蒸。是在湿热并重的情况下，热蒸湿动，使湿热向全身弥漫，湿热弥漫到体表而发白㾦。其病机是湿热郁蒸于里而发于表，属于有表证而无表邪，其病位在气而不在卫。

五、名词解释

1. **答案**：广义伤寒是一切外感热病的总称，既有风寒性质的，也有温热性质的。

解析：答题时要注意“广义”二字，如果答成伤寒是一切外感热病的总称，是不妥的。更不能说温病是一切外感热病的总称。

2. **答案**：致病暴戾，具有强烈传染性，并能引起播散、流行的一类致病因素。

解析：疠气即疫疠病邪，是具有强烈传染性这一共同特点的多种致病因素的统称，所以回答成一种致病因素是错误的。

3. **答案**：在清营养阴的基础上，加入轻清宣透之品，如双花、连翘、竹叶等，使热邪自营分转出气分而解的一种治法。

解析：透热转气是营分证的佐治法，营分证主要的治疗大法为清营热养营阴，该题答案必须点明营分证的主要治疗大法。

六、问答题

1. **答案**：（1）热闭心包病理是邪热内陷，机窍阻闭。临床表现为身灼热，神昏谵语或昏愦不语，肢厥，舌謇、舌绛等。以神昏，肢厥，舌绛为辨证要点。（2）湿蒙心包病理是气分湿热酿蒸痰浊，蒙蔽心包络。临床表现为身热，神识昏蒙，似清似昧或时清时昧，舌色不绛，舌苔垢腻，脉濡滑数等。以神志昏蒙，舌苔垢腻为辨证要点。

解析：三焦辨证中，上焦心包内容有温热性质的邪气、湿热性质的邪气两部分内容，答题时要全面完整。

2. **答案**：（1）壮热：为邪人气分，邪正剧争，邪热蒸腾于内外，里热蒸迫之象。（2）日哺潮热：为热结肠腑所致。（3）身热不扬：为湿热病邪蕴阻卫气，湿重于热，热为湿遏，湿蕴热蒸所致。（4）身热夜甚：为温病热入营分，劫灼营阴，甚至深入血分之征象。（5）夜热早凉：温病后期，余邪留伏阴分。（6）低热：温病后期，阴伤虚热之征象。

解析：温病由于其感受的邪气为温邪，所以温病的基本特征为发热。温病发热类型最多见的是但热不寒型，这是本章学习的重点，不仅要掌握发热类型及其特点还要理解其机制。学习时可按照各热型分属于卫气营血四个阶段的顺序来加强记忆。

3. **答案**：（1）祛湿清热法是祛除三焦湿热的治法，主要用于湿热类温病的气分阶段。其主要作用是宣通气机、运脾和胃、通利水道以化湿泄热。（2）分为以下几种：①宣气化湿法，代表方剂如三仁汤。②燥湿泄热法，代表方剂如王氏连朴饮。③分利湿邪法，代表方剂如茯苓皮汤。

解析：祛湿清热法是本章记忆重点与难点。其分类运用可根据湿热邪气在上、中、下三焦部位不同，病机有别，分别施以“宣上、畅中、渗下”法来加深理解记忆。

4. **答案**：（1）表现：身热心烦，小便色黄，口渴自汗，气短而促，肢倦神疲，苔黄干燥，脉虚无力。（2）治法：清热涤暑，益气生津。（3）方剂：王氏清暑益气汤。（4）药物组成：西洋参，石斛，麦冬，黄连，竹叶，荷梗，知母，甘草，粳米，西瓜翠衣。

解析：暑伤津气证属虚实夹杂证，但以津气之虚为主，是虚中夹实证；而白虎加人参汤证是暑热炽盛而津气已伤，实中夹虚证。

七、病案分析题

答案：

病名：湿温病。

当前证候：湿热困阻中焦脾胃，湿热并重。

治法：清热化湿。

方剂：王氏连朴饮加味。

药物组成：黄连、厚朴、半夏、菖蒲、淡豆豉、芦根、栀子。

解析：湿温的病因是湿热，湿热与湿温，二者一字之差，要慎重。湿热容易困阻三焦，应判断此时是在上中下三焦的哪一部位，本证为在中焦脾胃，故有明显的胸闷脘痞，口干不欲饮，恶心不饥，便溏不爽，日行 2 ~ 3 次，结合苔黄腻，脉濡数，可以诊断为湿热并重。本病例可分两个阶段考虑，初期发热伴有恶寒、头身疼痛，说明邪气在卫分，又有胸闷欲呕，也有气分的表现，显然初起为邪遏卫气证，随着失治误治的发展，卫分证解除，气分湿热滞留，困阻中焦脾胃。

扫码获取
同步习题

C卷

一、单项选择题（本大题共25题，每题1分，共25分。每小题有A、B、C、D、E五个备选答案，其中只有一个为最佳答案，多选、错选均不得分）

1. 我国第一部传染病学专著是（　）
   A.《温热经纬》　B.《温疫论》
   C.《温病条辨》　D.《时病论》
   E.《湿热病篇》

2. 关于温病学与《伤寒论》的关系论述，下列提法欠妥的是（　）
   A. 伤寒是一切外感热病的总称，温病自属其中，不必另立门户
   B.《伤寒论》是温病学发展的基础，温病学的发展补充了其不足
   C. 温病学与《伤寒论》均为研究外感热病的学科
   D. 温病学和《伤寒论》在辨证论治精神上是一脉相承，不可分割的
   E. 温病学详于热而略于寒，《伤寒论》详于寒而略于温

3. 新感温病与伏邪温病鉴别的要点是（　）
   A. 发病初起是否见有里证
   B. 发病初起是否见有表证
   C. 发病初起表证的性质属寒属热
   D. 发病初起证候表现与时令主气致病特点是否一致
   E. 治疗方法

4. 下列属于温病发展过程中，正盛邪实、剧烈交争的极期阶段是（　）
   A. 邪袭肺卫证　B. 肝肾阴伤证
   C. 阳明热炽证　D. 热灼营阴证
   E. 热陷心包证

5. 关于影响卫气营血传变的因素，影响力比较小的是（　）
   A. 感受病邪的性质不同
   B. 感受温邪的毒力大小
   C. 感邪的途径
   D. 治疗是否及时恰当
   E. 不同类型的体质

6. 身热不甚，口干咽燥，神倦耳聋，手足心热甚于手足背，舌红绛而干，其证属（　）
   A. 肺胃阴伤　B. 肾精耗损
   C. 热伤心肾　D. 燥干清窍
   E. 阴虚火炽

7. 下列不属于气分证辨证要点的是（　）
   A. 壮热　B. 不恶寒
   C. 口渴　D. 苔黄
   E. 舌红

8. 温病舌绛光亮如镜，其病机是（　）
   A. 热入心包
   B. 心火上炎
   C. 胃阴衰亡
   D. 营分邪热灼伤肾阴
   E. 心营热盛，津液大伤

9. 温病发热夜甚，其主要机理是（　）
   A. 温病后期，余邪留于阴分
   B. 热入营分，劫灼营阴
   C. 热结肠腑
   D. 正邪剧争，里热蒸迫
   E. 温病后期，阴伤虚热

10. 湿热郁蒸所致之汗出的特点是(　)

A. 时有汗出　　B. 大汗淋漓

C. 冷汗如水　　D. 战汗

E. 以上都不是

11. 下列不属“湿热痰浊蒙蔽心包”临床表现的是(　)

A. 神识昏蒙，时清时昧

B. 时有谵语

C. 舌纯绛鲜泽

D. 脉濡滑而数

E. 苔白腻浊

12. 疏卫润燥治法的代表方剂是(　)

A. 桑菊饮　　B. 桑杏汤

C. 沙参麦冬汤　　D. 栀子豉汤

E. 银翘散

13. 温病证见身热，脘腹痞满，恶心呕逆，便溏不爽，色黄如酱，舌苔黄垢浊腻，治疗宜(　)

A. 导滞通便　　B. 通腑泄热

C. 增液通便　　D. 分利湿热

E. 燥湿泄热

14. 对于风温病的治疗，下列不正确的是(　)

A. 初起邪在肺卫，宜辛凉宣解

B. 邪传气分则宜辛寒清热，或苦寒攻下

C. 内陷心包，宜清心开窍

D. 心阳虚衰时，宜益气回阳、敛阴固脱

E. 本病后期，宜咸寒滋补肝肾之阴

15. 下列不属于秋燥诊断要点的是(　)

A. 病发于早秋燥热偏盛季节

B. 初起见有津液干燥征象，后期多见肺胃阴伤之证

C. 病变重心在肺，影响到胃肠

D. 一般传变较少，极少出现邪入营血或下焦肝肾的病变

E. 病程较长

16. “诸涩枯涸，干劲皴揭，皆属于燥”一语出自(　)

A.《医门法律》　　B.《黄帝内经》

C.《通俗伤寒论》　　D.《素问玄机原病式》

E.《金匮要略》

17. 对于“桑菊饮”和“银翘散”，下面说法不正确的是(　)

A. 桑菊饮止咳功效较银翘散为优

B. 银翘散透解表邪力较桑菊饮强

C. 银翘散适用于卫气闭郁较著者

D. 桑菊饮适用于卫气闭郁而发热较甚者

E. 二方均为治上焦如羽方剂

18. 发热，咳嗽，时喘，咳痰黏稠不爽，汗出，烦渴，胸闷，胸痛，舌红，苔黄，脉数。应辨为(　)

A. 痰热壅肺　　B. 痰热结胸

C. 暑伤肺络　　D. 燥热伤肺

E. 肺热壅盛

19. 下列不是清燥救肺汤组成药物的是(　)

A. 人参、甘草、枇叶

B. 石膏、桑叶

C. 杏仁、麦冬

D. 阿胶、胡麻仁

E. 黄芩、百部

20. 身热，口燥咽干，大便秘结，倦怠少气，撮空摸床，肢体震颤，目不了了，苔焦黑，脉沉细。治宜选(　)

A. 增液汤　　B. 调胃承气汤

C. 新加黄龙汤　　D. 增液承气汤

E. 导赤承气汤

21. 温病患者，身热神昏，舌蹇肢厥，便秘，腹部按之硬痛，口渴欲饮，饮不解渴，治疗上宜选（　）

A. 大承气汤　B. 小承气汤

C. 增液承气汤　D. 调胃承气汤

E. 牛黄承气汤

22. 身灼热，躁扰不安，甚至昏狂谵妄，斑疹显露，或斑色紫黑，舌质深绛，脉细数。治宜选（　）

A. 白虎汤　D. 竹叶石膏汤

C. 黄连解毒汤　D. 加减玉女煎

E. 犀角地黄汤

23. 湿温病热蒸头胀，呕逆神迷，小便不通，舌苔白腻，脉濡缓。此证是（　）

A. 湿浊上蒙，泌别失职

B. 湿热酿痰，蒙蔽心包

C. 湿阻肠道，传导失司

D. 湿热蕴毒，腑气不通

E. 阳明腑实，传导失司

24. 王氏连朴饮所治病证的病机是（　）

A. 湿热并重，困阻中焦

B. 湿重于热，困阻中焦

C. 热重于湿，困阻中焦

D. 湿热交蒸，弥漫三焦

E. 湿热酿痰，蕴生毒邪

25. 普济消毒饮方中配伍柴胡、升麻，主要作用是（　）

A. 火郁发之　B. 热宜清之

C. 降宜升之　D. 寒宜温之

E. 郁则疏之

二、多项选择题（本大题共10题，每题1分，共10分。每小题有A、B、C、D、E五个备选答案。每题有两个或两个以上的正确答案，多选、少选、错选均不得分）

1. 湿热病邪的致病特点有（　）

A. 首先犯肺

B. 易伤脾胃

C. 后期既可伤阴也可伤阳

D. 易困阳气，阻气机

E. 易闭窍动风

2. 与温病发生有关的因素有（　）

A. 感受温邪　B. 正气盛衰

C. 气候异常　D. 性别差异

E. 社会因素

3. 血分证的辨证要点有（　）

A. 烦躁　B. 出血见症

C. 斑疹密布　D. 神昏

E. 舌深绛

4. 下列对身热不扬描述正确的有（　）

A. 身热稽留而热象不显

B. 自觉热势不甚

C. 初扪体表感觉很热，扪之较久则不觉灼手

D. 多见于湿温病初期

E. 为湿热病邪蕴阻卫气，湿重于热，湿蕴热蒸所致

5. 引发温病实风内动的病机有（　）

A. 肺热亢盛　B. 阳明热盛

C. 心营热盛　D. 血分热盛

E. 热陷厥阴

6. 增液通下法之适应证的表现有（　）

A. 口干唇裂

B. 大便秘结

C. 腹满痛拒按

D. 舌苔老黄或焦燥起刺

E. 身热不退

7. 燥热犯卫证与风热袭卫证的不同之处在于前者具有( )
A. 咳嗽痰少　B. 咽干
C. 鼻燥　D. 口渴明显
E. 苔薄白而干

8. 治疗春温病"邪留阴分"证的方剂，其组成药物有( )
A. 青蒿、鳖甲　B. 地骨皮
C. 知母、丹皮　D. 玄参
E. 生地

9. 初起表里同病，且其里热有在气在营之分的温病是( )
A. 风温　B. 暑温
C. 湿温　D. 伏暑
E. 春温

10. 温疫类温病的临床特征有( )
A. 起病急骤
B. 传变迅速
C. 常见疫邪犯及多个部位
D. 常见疫邪犯及多个层次
E. 表现为卫气营血证交叠

三、填空题（本大题共5题，每空1分，共5分）

1. 上焦辨证中卫气受郁，肺气失宣的辨证要点是发热微恶风寒、________。
2. 清代陆子贤说："斑为阳明热毒，疹为________。"
3. 秋燥有温燥、凉燥之分，前者治宜________法，后者治宜温润法。
4.《湿热病篇》原文第1条提纲证自注中说："湿热病属________经者居多，中气实则病在阳明，中气虚则病在太阴。"
5. "太阴风温，但咳，身不甚热，微渴者，________主之。"

四、判断对错题（本大题共4题，每题1分，共4分）

1. 温病之所以不同于其他疾病而成为一类独特的疾病，其根本原因就是因为它有特异的致病因素。( )
2. 三焦辨证中的中焦病证一般都属于气分证。( )
3. 湿温邪遏卫气，禁汗、吐、下三法。( )
4. 湿温病后期可伤心肾之阳。( )

五、名词解释（本大题共3题，每题2分，共6分）

1. 新感温病
2. 分消走泄
3. 阳湿

六、问答题（本大题共4题，共35分）

1. 安宫牛黄丸、紫雪丹、至宝丹三方作用有何异同？（8分）
2. 黄连阿胶汤与连梅汤其证治有何异同？（9分）
3. 如何辨别湿热之轻重？（6分）
4. 结合《温热论》原文第八条谈谈温病卫气营血四个阶段的治疗大法分别是什么？（12分）

七、病案分析题（本大题共5题，15分）

患者，男，26岁，2003年12月13日初诊。

患者起病恶寒发热，心烦，渴饮，次日恶寒消失，但发热不退，胸腹灼热，汗出热不解，口渴，伴胸闷，恶心欲呕，大便溏而不爽，色黄热臭。舌红苔黄垢腻，脉滑数。请写出本病的病名（2分）、当前证候（3分）、治法（3分）、方剂（3分）、药物组成（4分）。

C卷答案解析

一、单项选择题

1. B。**解析:**《温疫论》是温病学中，也是中国第一部论述有关传染病的专著，为吴又可所著。该书提出戾气的发病原因，影响较大。本题易错答为C或D。《温病条辨》是温病学中第一部理法方药具备的专著，而《时病论》因为有“时病”二字，容易误解为传染病专著。《温热经纬》是一部优秀的温病学文献荟萃专著，《湿热病篇》是清代薛生白论述湿热病的专著。

2. A。**解析:** 此题考点为温病与伤寒的关系。温病与伤寒历史上存在着寒、温之争，温病学说形成之前，大江南北以伤寒为纲领。温病体系形成后，对二者的关系争论仍然不止。争论的焦点在于广义伤寒与狭义伤寒概念上的认识。伤寒学派以广义伤寒批评温病学派，答案A即属于此。温病与伤寒是继承和发展、创新的关系，故B、D答案正确。若把《伤寒论》理解为单纯辨证论治的专书，本题答案容易错答为C。

3. D。**解析:** 一般情况下新感温病初起多表证，感邪即发；伏气温病初起多里热证，感邪伏而后发。但是单纯从发病初起见表证或里证来区别新感、伏气温病是不恰当的，因为亦有新感温病比如暑温病发病初起即见阳明里热证。所以选项A或B都不正确，区分新感与伏气温病的关键依据为该病发病初起证候表现与时令主气致病特点是否一致，相一致的为新感，不相一致则为伏气温病。

4. C。**解析:** 温邪袭人，由表及里，由卫及气，人体正气与邪气表现为抗争阶段。卫分证正邪存在着抗争，但还没有调动全身的正气，营血分证因为有阴伤及血亏的表现，人体正气开始减弱，因而，只有答案C阳明热炽证的气分证为正邪抗争最剧烈，此时人体已调动全身正气与邪气抗争，故气分证也是治疗疾病的关键。肝肾阴伤及热灼营阴属于虚证或虚实夹杂证，人体正气已虚。热陷心包虽属热证，但仍有明显阴伤，仍不属于正邪剧烈抗争的阶段。

5. C。**解析:** 影响卫气营血传变的因素较多。如风热、暑热为感受病邪的性质不同，侵入人体后既可出现较轻的肺卫证，也可出现较重的逆传心包证及暑入心包证。感受温邪的毒力大小、治疗是否恰当及不同型的体质皆属于影响温病发生传变的正确因素。感邪的途径对卫气营血传变影响较小，故选此项。本题容易错答为E，其实了解了中医“正气存内，邪不可干”的发病观，就不会选错E答案了。

6. B。**解析:** 本题考点仍是三焦辨证下焦肾的内容。温病后期，热邪久羁，肾阴耗损，会出现一系列阴虚火旺症状，如手足心热甚于手足背，口干咽燥，舌红绛而干，低热等，肺胃阴伤、阴虚火炽都可以有以上表现。但题干中又有肾开窍于耳，肾精不足失于润养的耳聋症，故B答案正确。阴虚火炽属心肾不交证，心火炽盛如心中烦、不得卧等症突出，题干中未出现，燥干清窍为温燥犯于头面部清窍，属实证。

7. E。**解析:** 教材中讲气分证时，是以热入阳明胃为例，故气分证最常见的临床表现就是“四大症”，即大热、大汗、大渴、脉洪大。辨证要点一是壮热不恶寒热型；二是阳明热炽阴伤的口渴；

三是苔黄。其中苔黄应是气分证辨证要点中的要点，因为苔黄是客观体征，把握起来比较准确，其他两症都属于主观感觉。舌红虽是气分证的表现，在诊断气分证中也确实很关键，但教材未将此症列入气分证的辨证要点，且舌红还有舌红绛等营分之别，故E答案正确。B答案不恶寒，是多数情况下代表热邪入里的气分证，如果考虑到真热假寒，患者也可能出现四肢厥冷等恶寒现象，故B答案易选错。

8. C。**解析：**舌绛光亮如镜，即镜面舌。特征是舌上无苔，色绛而光亮如镜面，实则干燥无津，为胃阴衰亡的征象。心营热盛，血中津液大伤多见舌绛而舌面暗且干燥无津，与镜面舌之光亮不同。

9. B。**解析：**发热夜甚指发热入夜后热势更甚，见于温病热入营分，热灼营阴证。因为营热炽盛，正邪剧争故热势高；热灼营阴则阴虚，夜晚人体阳气入里，阴虚不能制约阳气，阴阳更加失衡故热势加重。所以发热夜甚的病机是热灼营阴，营热盛而营阴伤。

10. A。**解析：**湿热病气分阶段，湿热郁蒸，即湿郁热蒸。热邪在体内熏蒸，鼓动湿邪，热蒸湿动而使湿邪向体表弥漫以致出汗；汗出热减，鼓动湿邪之力下降则汗停；汗停后，湿热无出路则继续郁蒸，继而复热，再次汗出；故湿热郁蒸所致汗出为时有汗出，汗出量少且黏。

11. C。**解析：**湿热病湿热酿痰蒙蔽心包，是湿浊重，湿痰形成之后而蒙蔽心包。本证热被湿浊所包裹而未入心包营分伤营阴，故舌不绛；较之温热病热痰蒙蔽心包之神昏谵语症轻，是神识昏蒙，时清时昧，时有谵语；湿浊重故脉濡滑而数、苔白腻浊。

12. B。**解析：**疏表润燥法是用辛凉清润之品组成方剂以疏散表邪、濡润肺燥的治法，适用于肺卫燥热证候。代表方剂是桑杏汤，桑菊饮是疏风泄热法的代表方剂，所以正确答案为B。

13. A。**解析：**本证为湿热夹滞阻结胃肠道，不是燥结，所以治疗用清热祛湿、行气导滞与通下药物组成方剂以通导湿热积滞，称为导滞通便法。

14. E。**解析：**风温病分初中末三期。初期属于风热袭于肺卫证，正确的治疗方法为辛凉宣解，或辛凉解表，或疏风泄热，宣肺止咳等，故A正确。中期病变涉及的脏腑较多，有胃、肠还有心包等。在阳明胃需要辛寒清热，在阳明肠需要苦寒攻下，病变在心包尤宜清心开窍，所以答案B、C都属于正确的治法。对于D、E两个答案，答题时可能会犹豫。其实这两个答案都属于温病后期发展的一种情况，也有阳虚出现，也有阴虚病理。但风热病因很少伤及肝肾之阴，多数情况下只是肺胃阴伤，故E答案是本题正确选择。风温病虽属热病，但在热邪较重，内闭心包时，也可产生内闭外脱的心阳虚衰、益气回阳，敛阴固脱法也属于风温正确治法。

15. E。**解析：**秋燥病较其他温病，病情较轻而易治愈，如初起治疗得当，体质亦较强，大多病在卫、气分阶段即可告愈，一般不进入营血分，亦不至发展到下焦肝肾阴伤的严重程度。

16. D。**解析：**《素问·阴阳应象大论》中指出了燥病的特点是“燥胜则干”，《素问·至真要大论》中指出了燥病的治疗原则是“燥者濡之”，但是在《素问·至真要大论》病机十九条中，却没有一条是讲燥病的病机的。到金元时期，刘河间在他所著的《素问玄机原病式》中对病机十九条加以扩展，其中对燥病的病机提出了“诸涩枯涸，干劲皴揭，皆属于燥”的观点。故正确答案为D。

17. D。**解析：**银翘散和桑菊饮皆为治疗风热犯于肺卫证的方剂。因组方不同而在适应证方面也有所差别。银翘散方中清热药物如双花、连翘、竹叶用得较多，故适应于热重。方中又用了辛温的荆芥、淡豆豉，其透邪作用也较显著，故B答案银翘散透解表邪力较桑菊饮强，C答案银翘散适用于卫气闭郁较著者皆正确。桑菊饮方中清热药组中少了双花、竹叶，只保留连翘，也去掉了辛温的荆芥、淡豆豉，其透邪解表、清热作用力量较弱，但加入了桑叶、菊花、杏仁，故桑菊饮偏于止咳嗽之功。二方皆为吴鞠通“治上焦如羽”方剂，故A、E答案正确。

18. E。**解析：**发热、咳嗽、时喘，说明病在肺，结合口渴、舌红、苔黄、脉数，可诊为肺热壅盛、肺气失宣，故E答案正确。A答案痰热壅肺，是痰和热两种病理因素阻滞于肺。从所给的题干中，有咳痰黏稠不爽症状，并未说明有痰多、苔腻、脉滑病理。肺热本身也可出现咳痰不爽，故A答案容易错答。痰热结胸病变部位在胃脘，并无咳嗽、喘症。燥热伤肺，虽也有发热、咳嗽、喘，但舌脉不支持。暑伤肺络在咳喘的同时往往有咯血等。

19. E。**解析：**清燥救肺汤适应于秋燥病之燥热犯肺证，病机是燥热盛而气阴两伤。故方中石膏、桑叶清宣肺热；麦冬养阴润燥生津，杏仁润肺、降气止咳平喘；枇杷叶降肺气，人参、甘草补益肺气；阿胶、胡麻仁润燥。方中无黄芩与百部，故正确答案为E。

20. C。**解析：**身热、腹满、便秘为热结肠腑之象；口干咽燥唇裂为阴液损伤严重；倦怠少气、脉弱说明气的损伤亦重；燥屎内结，气阴两伤，浊热上扰心神，可出现撮空摸床、目不了了的神志失常症状；阴液大亏而致肝阴不足、筋脉失养，可见四肢震颤抽搐；肠腑燥热太盛而阴液大伤，所以舌苔黄燥或焦黑。此证是在阳明腑实基础上又出现严重的气阴两虚证，方宜选新加黄龙汤。方中硝黄草攻下热结；生地、麦冬、玄参、海参滋阴增液；人参大补元气；当归行血中之气；姜汁鼓舞胃气，调畅气机。全方有攻下热结、补益气阴之功，故正确答案为C。

21. E。**解析：**此题考点为吴鞠通“五承气汤”的牛黄承气汤知识。身热神昏，舌蹇肢厥，为热入心包。便秘，腹部按之硬痛，口渴欲饮，饮不解渴为阳明腑实。此为心肠同病，牛黄承气汤以安宫牛黄丸清心包热，大黄粉泻肠胃热结。大、小、调胃承气汤多应用于单纯阳明腑实证，增液承气汤用于肠中热结，又兼津液亏损证。

22. E。**解析：**本证血热炽盛则见高热灼手；血热内扰心神则躁扰不安，甚至昏狂谵妄；热伤血络，迫血妄行，外溢肌肤则斑疹显露，热盛耗血致瘀则斑色紫黑；舌质深绛，脉细数均为血分热毒炽盛之象。故治疗选用犀角地黄汤清热解毒、凉血散血。

23. A。**解析：**本证因湿浊久困而蒙上流下，湿热郁蒸于上，清阳受阻，清窍被蒙则热蒸头胀，神迷不清；湿浊流于下，泌别失职故小便不通，既有上部头的症状，又有下部小便不通的症状，故正确答案为A。答案B湿热酿痰，蒙蔽心包，也可见到神志不清等心神的表现，但未有明显的小便不通等，答案B容易出错。答案C也可见到神识昏蒙，表现为大便不通，而答案E、D是混淆答案，皆不正确。

24. A。**解析：**王氏连朴饮方是治疗湿热证的有效方剂，因方中有黄连、栀子、芦根清热药，菖蒲、半夏、厚朴祛湿药。因此，本方用于湿热证，尤以湿热并重为最佳病机，故答案A正确。对于湿温中的方剂，学完湿温后，要明确该方所治的病机是湿热并重、湿重于热还是热重于湿三种情况。

25. A。**解析：**普济消毒饮适应于大头瘟之毒壅肺胃，有疏透清泄、解毒消肿的作用。其中柴胡、升麻的主要作用为透邪、散邪、解毒，有火郁发之之意。

二、多项选择题

1. BCD。**解析：**湿热病邪从外感受，多与饮食有关，所以其病邪多数是直接犯于脾胃；因湿为重浊阴邪，所以具有闭阻清阳、阻遏气机运行之性；湿为阴邪，热为阳邪，在湿热性疾病病变过程中，湿热病邪既可从阴化寒亦可从阳化热，故病变后期既可伤阴又可伤阳，正确答案为 BCD。风热病邪首先犯肺，而暑热病邪易闭窍动风，故选 A 或 E 均为错误。

2. ABCE。**解析：**影响温病发生及流行的因素是多方面的，除感受外邪外，也与体质、自然、社会因素等有关。

3. BCE。**解析：**血分证是热邪入于血分，动血耗血的病理表现。多部位多窍道的出血是血分证的要点之一，故 B 答案正确。斑疹属于肌衄，也为血分有热动血出血之征。出血必有血瘀，离经之经血溢于脉外，故舌深绛，因而 C、E 答案正确。A、D 答案虽属血分有热扰神表现，但不属于血分证辨证要点。心主血脉，主神明，因此神昏一症容易被错选为血分证的要点。

4. ABDE。**解析：**身热不扬的热型见于湿热病初起，是因为湿热裹结，热蕴湿中，热被包裹在湿中发泄不出来所致。所以表现为身热稽留而热象不显，自觉热势不甚，初扪体表不觉很热，扪之较久则觉灼手。故正确答案为 ABDE。

5. ABCDE。**解析：**温病实风内动是由于热邪炽盛导致筋脉拘挛而动风，又称为热极生风。血分热盛、营分热盛、气分热盛和热陷厥阴心包等不同部位的实热因素均可导致热极生风。故正确答案为 ABCDE。

6. ABCDE。**解析：**增液通下法，是用苦寒攻下与滋阴增液的药物组成方剂以攻补兼施，增液通下的治法。其症见身热不退、大便秘结不通、腹满痛据按、口干唇裂、舌苔老黄或焦燥起刺、脉沉细。故正确答案为 ABCDE。

7. ABCDE。**解析：**ABCDE 选项均体现了燥热病邪突出的干燥征象。风热病邪在肺卫证，以发热、微恶风寒、咳嗽为主，口微渴、舌苔薄白欠润、初起津液干燥征象不明显。

8. ACE。**解析：**春温病邪留阴分证以夜热早凉、热退无汗、能食形瘦、舌红苔少、脉细数为主症，病机特点为邪气不重，但是邪气伏留部位深，由于邪气消耗而致正气难以恢复。治疗选用青蒿鳖甲汤以滋阴清热、搜邪透络；方中青蒿、鳖甲滋阴透邪，生地滋阴养液，知母清热生津，丹皮凉血散血中余热。故正确答案为 ACE。

9. DE。**解析：**伏暑与春温均属于伏气温病，均可由外邪引动体内伏邪而内外相引发病，所以初起二者均可见表里同病。因患者体质有别，初起里证有在气在营之分。故正确答案为 DE。

10. ABCDE。**解析：**温疫的病因为疫疠病邪，由于疫邪都具备性质暴戾特性，侵入人体后往往迅速充斥表里、内外，弥漫上、中、下三焦，多脏腑同病，卫气营血证交叠，造成多脏腑、多组织的广泛损伤。大多病势凶险，预后不良。

三、填空题

1. **答案：**咳嗽

解析：上焦辨证中卫气受郁，肺气失宣的辨证要点与卫气营血辨证中卫分证的辨证要点基本一致。但三焦辨证中的上焦肺卫证，重点病变部位在肺，故以咳嗽作为辨证要点之一，而卫分证中以温邪伤阴为特点，表现为口微渴常见，故题空中当填咳嗽，而不填写口微渴。

2. **答案：**太阴风热

解析：原文回答。

3. **答案：**清润或凉润

解析：《素问·至真要大论》提出"燥者濡之"是治疗温燥病的基本原则。即要用甘寒濡润的药物生津、增液以润燥，但清润或凉润之润燥非等同于滋阴。润燥要用甘寒清养的药物，如沙参、麦冬、川贝等生津润燥而不滋腻之品；滋阴是指滋补阴液，包括滋补肾阴，所以滋阴药一般都比较滋腻，如熟地、山萸肉、枸杞子等，过早使用滋腻药反而容易敛邪。

4. **答案：**阳明太阴

解析：本条考点在自注内容，此句讲湿热病的发病在脾胃，体现了湿热病的一般发病规律，因此，本条要熟悉，按照原文要求填写阳明太阴，而不能填写脾胃。

5. **答案：**辛凉轻剂桑菊饮

解析：本条论述的是风热犯肺以咳为主症的证治。桑菊饮方偏于止咳嗽，为辛凉轻剂，体现了该方配伍轻清灵动之法，与辛凉平剂银翘散不同，故正确答案为辛凉轻剂桑菊饮。

四、判断对错题

1. **答案：**对

解析：温病的特异致病因素是温邪，即性质属热的邪气，温邪首先见于叶天士《温热论》。温邪的一切致病特点决定了不同于伤寒疾病、内伤疾病。因此，温病的诸多特点中，特异的致病因素温邪是其最重要的特点。

2. **答案：**对

解析：中焦所包括的脏腑主要是是胃、脾、肠等，温邪传入中焦一般属温病的中期或极期。不管是温热性还是湿热性的温病，不管是在脾、胃还是在肠道，一般表现都是气分证。但若病情发展，湿邪化燥化火，也可出现肠中出血等。

3. **答案：**错

解析：湿温病初起邪遏卫气，其治疗方法当是芳香辛散、宣表化湿，禁汗、下、润三法，即禁辛温发汗、禁苦寒攻下、禁滋腻养阴。不能说成汗、吐、下，虽是一字之差，但其所表达的意思却截然不同。

4. **答案：**对

解析：湿温病，若是湿邪较重，湿为阴邪，容易损伤阳气，不仅伤脾阳，后期发展严重者，也完全可伤心肾之阳，出现心悸、水肿等。

五、名词解释

1. **答案：**新感温病是指感受时令病邪后即时而发的温病。

解析：温病根据初起有无表里，或感受时令之邪是否即时发病，分为新感温病和伏气温病。这两个概念，理解了一个，另一个就很容易记住，因为叙述方式正好相反。答题时要注意“时令病邪”“即时而发”八个字。

2. **答案：**用开上、宣中、导下的方法，以宣展气机，泄化三焦邪热及痰湿，以分消留于三焦气分之邪。

解析：分消走泄法适应于湿热病湿邪阻滞三焦，上下气机不通。“消”与“泄”是指祛除湿邪，使其泄出体外；“分”，是指祛湿的方法不止一条途径，而是要因势利导，从不同部位给湿邪以出路。即指用祛湿行气药物来宣开上焦、畅达中焦、通利下焦，因势利导，使弥漫于三焦的湿邪分道而消，泄出体外。

3. **答案：**阳湿是指湿已化热，湿中蕴热郁于肌表，见症有较为明显热象者。其临床表现为恶寒，身重，发热，汗出，关节疼痛，不为汗解等。

解析：湿为阴邪，本不能再分阴阳，薛生白所说的“阴湿”“阳湿”主要是针对湿邪是否化热或湿邪是否兼夹热邪而言的。不能单纯从字的表面意思上寻找答案。

六、问答题

1. **答案：**（1）安宫牛黄丸、紫雪丹、至宝丹三方皆有清热解毒、透络开窍之功，属凉开之剂。（2）安宫牛黄丸长于清热兼能解毒，多用高热昏迷证。（3）紫雪丹长于止痉息风、泻热通便。多用于高热痉厥证。（4）至宝丹则长于芳香辟秽、开窍醒神。多用于窍闭谵语证。

解析：题干中问的是三方的作用异同，不用答组成。先答相同点，后答不同点，不答适应证也可。

2. **答案：**（1）黄连阿胶汤证与连梅汤证相同点：二者均是热伤肾阴，肾水不足，心火亢盛，水不济火，心肾不交之证。临床表现均有身热，心烦，舌红，苔黄燥，脉细数等症。（2）不同点：黄连阿胶汤证是以心火亢盛为主，以心烦不得卧为主症，治则偏重于降心火，以黄连、黄芩清邪热、泄心火为主药，阿胶、白芍滋肝肾、养真阴，鸡子黄养心而滋肾；连梅汤是以肾水亏损为主，临床表现以消渴不已、麻痹为主症，治则偏重于滋肾水为主兼以清泄心火。药以乌梅与黄连相合，有酸苦泄热之意，配合生地滋肾液，麦冬甘寒滋阴。

解析：问二者的异同点，应先回答二者的相同点，再从病机、辨证要点、治法、方药方面找出二者的差异。

3. **答案：**湿偏重者，多身热不扬，头身重痛，便溏，口不渴，苔白腻或白滑，脉濡缓；湿热并重者，发热伴有汗出，脘痞呕恶与心烦口渴并见，苔黄腻，脉濡数；热偏重者，多热势较高，汗出不解，小便短赤，大便秘或下利臭秽，舌红苔黄腻，脉滑数。

解析：湿热并重及热重于湿两种情况都属于热较明显的证候，此两类可归为一大类，舌苔都表现为黄，脉象都是数；另一大类是湿重，舌苔是白，脉象是缓。二者的辨别从热的程度、口味、二便、舌脉等几个方面鉴别。

4. **答案：**（1）叶天士提出温病卫气营血四个阶段的治疗大法为“在卫汗之可也，到气才可清气，入营犹可透热转气……入血就恐血动血，直须凉血散血”。（2）具体含义为“在卫汗之可也”指邪在卫分，宜用“汗法”，使邪从表而解。但只宜用辛凉轻解之剂，不可用辛温发汗之剂；“到气才可清气”，指温邪由表入里，邪正剧争，才可用“清气”之法治疗。强调了寒凉清气之剂不可早投，不可滥用，临床应根据气分证的具体情况而合理选用；“入营犹可透热转气”，指营分证治疗时应在清营热养营阴的基础上加入轻清宣透之品，如金银花、连翘、竹叶等，使营热转出气分而解；“入血就恐耗血动血，直须凉血散血”既指出了血分证的病机特点，又强调了血分证的治疗关键。“耗血动血”为血分证的基本病机，叶氏指出其治疗“直须凉血散血”，即清血热、活血化瘀、生津养液并施。

解析：首先应回答温病卫气营血四个阶段治疗大法的原文，再逐一进行分析。

七、病案分析题

答案：

病名：伏暑病。

当前证候：为暑湿夹滞阻结肠道，传导失司。

治法：清热化湿，导滞通下。

方剂：枳实导滞汤。

药物组成：枳实、大黄、厚朴、槟榔、黄连、连翘、紫草、木通、神曲、山楂、甘草。

解析：患者病发时值秋月，初起里热证候明显，为暑邪内郁，新感诱发，表里同病，故诊为伏暑病之为暑湿与积滞互结，肠道传导失司证。暑湿积滞蕴结于里，相互交蒸，故发热不退，胸腹灼热；浊气上逆，胃气不降，故恶心欲呕；湿热积滞，交结于肠腑，故大便溏而不爽，色黄热臭；舌红苔黄垢腻，脉滑数为湿热积滞之象。伏暑与湿温虽然病邪方面均既有热又有湿，但湿温初起以湿邪为主，伏暑初起以暑热为主，故二者不难鉴别。